# ED
# 診療ガイドライン
## ［第3版］

編集 ■ 日本性機能学会／日本泌尿器科学会

RichHill Medical

# JSSM Guidelines for Erectile Dysfunction
# 3rd Edition

**Committee Members:**
Yasusuke Kimoto, Toshiyasu Amano, Yosuke Uchida, Hiroyuki Oda,
Toshikazu Otani, Yasuhiro Kaiho, Eiji Kikuchi, Haruaki Sasaki,
Masataka Sata, Masato Shirai, Koji Shiraishi, Takahiro Suetomi,
Toshihiro Tai, Atsushi Nagai, Koichi Nagao, Shinichi Hisasue,
Shinya Furukawa

©2018 The Japanese Society for Sexual Medicine
All rights reserved. No part of this publication may be reproduced, stored in
a retrieval system, or transmitted in any form or by any means, electronic,
mechanical, photocopying, recording or otherwise, without the prior permission
of the copyright holder.

The Japanese Society for Sexual Medicine
Department of Urology, Toho University School of Medicine
6-11-1 Omori-nishi, Ota-ku, Tokyo 143-8541, Japan
Tel: +81-3-3762-4151 (Ex. 6695)  Fax: +81-3-3768-8817
http://www.jssm.info/

Publisher: RichHill Medical Inc.
2-14 Kanda-jimbocho, Chiyoda-ku, Tokyo 101-0051 Japan
Tel: +81-3-3230-3511  Fax: +81-3-3230-3522

ISBN978-4-903849-38-6

# 第3版序文

　2008年1月に第1版の「ED診療ガイドライン」が出版され，2012年5月には第2版（2012年版）が出版された．これらは日本性機能学会が発行する初めてのガイドラインであり，多くの臨床家のED診療に貢献したものと考えている．第2版の"改訂の予定"で2016年に改訂版を出すことを予告していたが，肝心のICSM会議が2013年ではなく，2015年に開催されたので，それを叩き台とする本ガイドラインも2017年おわりの完成となった．今回は外来での使いやすさを考慮し，CQ方式を採用した．その結果，第2版よりややスリムになり，使いやすさが増したものと自負している．

　今回は日本性機能学会と日本泌尿器科学会が共同で編集にあたった．

　本改訂版が第1版，第2版にもましてED診療の場でお役に立てることを作成委員一同願っている．

2017年12月吉日

ED診療ガイドライン作成委員会委員長
木元 康介

# 2012年版序文

　2008年1月に「ED診療ガイドライン」の第1版が出版された。これは日本性機能学会が発行する初めてのガイドラインであり，多くの臨床家のED診療に貢献したものと考えている。第1版の"改訂の予定"で予告したように，2011年に改訂版を出すことが決まっていたので，その公約を果たすべく，ここに2012年版をお届けする。

　改訂版を作成するにあたって，委員を増員し（8名から16名へと倍増），取り上げる項目も増やした。具体的には，リスクファクターのところで，睡眠時無呼吸症候群（SAS），慢性腎臓病（CKD），不妊症，神経疾患を追加した。心理的ストレスも追加すべきという意見もあったが，エビデンス不足のために断念した。その代わりに，治癒可能なEDの発見と治療の項で，心因性EDに関して記述を増やした。やはり重大なリスクファクターである心血管疾患に関しては，EDが心血管疾患の前兆であるという視点も加え，別項として取り上げた。

　PDE5阻害薬に関して，偽造薬品について記述した。また，前立腺癌とED，ペロニー病，さらに診断書についても追加した。そのため大幅に増ページとなり（34ページから110ページ），質・量ともに改訂版に相応しいものが出来上がったものと自負している。

　今回も日本性機能学会の全面的な支援を受け，日本泌尿器科学会の推薦も受けたガイドラインとして出版された。

　本改訂版が第1版にもましてED診療の場でお役に立てることを執筆者一同願っている。

2012年4月

ED診療ガイドライン<br>
2012年版作成委員会委員長<br>
木元 康介

# ED診療ガイドライン第3版作成委員

## 作成委員 (五十音順)

| | | |
|---|---|---|
| 委員長 | 木元 康介 | 総合せき損センター 泌尿器科 |
| 委員 | 天野 俊康 | 長野赤十字病院 泌尿器科 |
| | 内田 洋介 | いづろ今村病院 泌尿器科 |
| | 織田 裕行 | 関西医科大学総合医療センター 精神神経科 |
| | 小谷 俊一 | 六輪病院 泌尿器科 |
| | 海法 康裕 | 東北医科薬科大学医学部 泌尿器科 |
| | 菊地 栄次 | 慶應義塾大学医学部 泌尿器科 |
| | 佐々木 春明 | 昭和大学藤が丘病院 泌尿器科 |
| | 佐田 政隆 | 徳島大学大学院医歯薬学研究部 循環器内科 |
| | 白井 雅人 | 順天堂大学医学部附属浦安病院 泌尿器科 |
| | 白石 晃司 | 山口大学医学部 泌尿器科 |
| | 末富 崇弘 | 茨城西南医療センター 泌尿器科 |
| | 田井 俊宏 | 東邦大学医学部 泌尿器科 |
| | 永井 敦 | 川崎医科大学 泌尿器科 |
| | 永尾 光一 | 東邦大学医学部 泌尿器科 |
| | 久末 伸一 | 千葉西総合病院 泌尿器科 |
| | 古川 慎哉 | 愛媛大学大学院医学系研究科 疫学・予防医学講座 |

## 外部評価委員 (五十音順)

| | | |
|---|---|---|
| | 柿崎 秀宏 | 旭川医科大学 腎泌尿器外科 |
| | 後藤 百万 | 名古屋大学大学院医学系研究科 泌尿器科 |
| | 巴 ひかる | 東京女子医科大学東医療センター 泌尿器科 |

# 目次

第3版序文 ... iii
2012年版序文 ... iv
ED診療ガイドライン第3版作成委員 ... v
ED診療ガイドライン[第3版]作成の経緯と手順 ... 1
 本ガイドラインの目的 ... 1
 本ガイドラインの対象と作成方法 ... 1
 改訂の予定 ... 2
 利益相反 ... 2
 略語表 ... 4

## 1 EDの定義 ... 5

## 2 EDの分類 ... 6

## 3 EDの有病率と発生率 ... 8
 1 有病率（prevalence） ... 8
 2 発生率（incidence） ... 8

## 4 EDのリスクファクター ... 10
 1 加齢 ... 10
 2 糖尿病 ... 11
 3 肥満と運動不足 ... 12
 4 心血管疾患および高血圧 ... 13
 5 喫煙 ... 15
 6 テストステロン低下 ... 16
 7 慢性腎臓病と下部尿路症状 ... 16
 8 神経疾患 ... 17
 9 外傷および手術 ... 17
 10 心理的および精神疾患的要素 ... 18
 11 薬剤 ... 19
  1）降圧薬 ... 19
  2）抗うつ薬 ... 20
  3）前立腺肥大症治療薬（α遮断薬と5α還元酵素阻害薬） ... 20

4）髄腔内バクロフェン（intratechal baclofen: ITB）療法 ……… 20
　　　5）非ステロイド性抗炎症薬（non-steroidal anti-inflammatory durgs: NSAIDs） … 20
　12　睡眠時無呼吸症候群 ……… 21

## 5　診断 ……… 28

　1　ED 診断のアルゴリズム（非専門医の行う範囲） ……… 28
　2　基本評価 ……… 29
　　　1）診察室の環境など ……… 29
　　　2）病歴 ……… 29
　　　3）勃起機能問診票 ……… 29
　　　4）合併症 ……… 29
　　　5）薬物・嗜好品 ……… 30
　　　6）運動 ……… 30
　　　7）身体所見 ……… 30
　　　8）臨床検査 ……… 30
　3　特殊診断検査 ……… 31
　　　1）夜間勃起現象（nocturnal penile tumescence: NPT）の評価 ……… 31
　　　2）$PGE_1$ の陰茎海綿体注射（intracavernous injection test: ICI） ……… 31
　　　3）カラードプラ検査（color doppler ultrasound: CDU） ……… 32
　　　4）造影 CT，血管撮影，海綿体造影 ……… 33
　　　5）精神医学的評価 ……… 33
　　付録 1 ● International Index of Erectile Function（IIEF） ……… 36
　　付録 2 ● IIEF-5 ……… 38
　　付録 3 ● Sexual Health Inventory for Men（SHIM） ……… 39
　　付録 4 ● IIEF-EF ドメイン（IIEF-6） ……… 40
　　付録 5 ● IIEF，IIEF-5，SHIM，IIEF-EF ドメイン（IIEF-6）の比較 ……… 41
　　付録 6 ● 勃起の硬さスケール（日本語版 EHS） ……… 41
　　付録 7 ● 国際前立腺症状スコア（IPSS）と QOL スコア質問票 ……… 42
　　付録 8 ● Diagnostic and Statistical Manual of Mental Disorders V（DSM-V）
　　　　　　によるうつ病の診断基準 ……… 43

## 6　治療 ……… 44

　1　ED 治療のアルゴリズム ……… 44
　2　薬物療法
　　　ホスホジエステラーゼ 5 阻害薬〔phosphodiesterase 5（PDE5）阻害薬〕 ……… 45
　　　1）シルデナフィル（バイアグラ） ……… 45
　　　2）バルデナフィル（レビトラ） ……… 46
　　　3）タダラフィル（シアリス） ……… 46
　　　4）PDE5 阻害薬に共通する注意すべき副作用・併用禁忌・併用注意 ……… 48
　　　5）脱落率 ……… 50

6）PDE5 阻害薬に反応しない患者への対応 ... 51
7）偽造 PDE5 阻害薬 ... 52

# 7 Clinical Questions ... 56

CQ1 ● テストステロン低下を伴った ED に対するテストステロン補充療法は
有効か？ ... 56
CQ2 ● 心因性 ED に対して PDE5 阻害薬は有効か？ ... 57
CQ3 ● ED 患者の生活習慣への介入は勃起機能改善に有効か？ ... 60
CQ4 ● BPH/LUTS を合併する ED 患者に対して PDE5 阻害薬は勃起機能を
回復させるか？ ... 62
CQ5 ● 睡眠時無呼吸症候群の ED 患者に CPAP を導入すると，勃起機能は
回復するか？ ... 63
CQ6 ● 心血管リスクファクターを有しているが心血管疾患を発生していない
ED 患者に対して，心血管疾患発生の予防目的で心血管リスク
ファクターへの介入をすべきか？ ... 65
CQ7 ● 薬剤性 ED を疑う症例に対して，原因薬剤の変更・中止をすべきか？ ... 66
CQ8 ● 慢性腎臓病による ED 患者に対して，腎移植をすることで ED は
改善するか？ ... 67
CQ9 ● 前立腺癌に対するロボット手術は他の手術法に比べて，ED の発生が
少ないか？ ... 69
CQ10 ● 前立腺癌に対する放射線療法は手術療法に比べて，ED の発生が
少ないか？ ... 72
CQ11 ● 前立腺癌に対する手術療法あるいは放射線療法後の ED に対する
リハビリテーションに関して，何をいつからどれくらいの期間
するのが有効か？ ... 74
CQ12 ● 3 種類ある PDE5 阻害薬のうち，どれが最も有用か？ ... 77
CQ13 ● PDE5 阻害薬が無効または禁忌の ED 患者に対してどの治療法が
最も有用か？ ... 79
CQ14 ● 心血管疾患のリスクファクターのある患者の ED 治療は安全に
行えるか？ ... 83
CQ15 ● 非虚血性持続勃起症に対して血管造影による塞栓術をすることは
有用か？ ... 87
CQ16 ● ペロニー病に対して，内服療法，局所注射，手術のうち，どれが
最も有用か？ ... 88
CQ17 ● 外傷後の動脈性 ED に対する血行再建術は有効か？ ... 93
CQ18 ● 薬物療法に抵抗する虚血性持続勃起症の場合，次の治療法を選択する
タイミングはいつで，どの方法が最適か？ ... 94

索引 ... 99

# ED診療ガイドライン［第3版］作成の経緯と手順

## 本ガイドラインの目的

　ガイドラインとは，「診療上の重要度の高い医療行為について，エビデンスのシステマティックレビューとその総体評価，益と害のバランスなどを考量して，患者と医療者の意思決定を支援するために最適と考えられる推奨を提示する文書」[1]である。しかし，ED 診療に関しては，「診療上の重要度の高い医療行為について，エビデンスのシステマティックレビューとその総体評価，益と害のバランスなどを考量して，患者と（パートナーと）医療者の意思決定を支援するために最適と考えられる推奨を提示する文書」と読み替えて定義したい。

　したがって，治療アルゴリズムの最上流には，「患者とパートナーの希望を聞き，治療法を選択する」(p.44 参照) としている。

## 本ガイドラインの対象と作成方法

### 対象

　第 1 版，2012 年版と同様，本ガイドラインの対象となるのは一般医家である。この場合の一般医家という言葉には，性機能障害を専門としていない多くの泌尿器科医も含まれる。

### 作成方法

　2015 年にマドリッドで開催された 4th International Consultation on Sexual Medicine 会議の記録[2]と，現在入手可能な最新のガイドラインである EAU（欧州泌尿器科学会）の ED ガイドライン 2015 年版[3]をたたき台とした。これらのガイドラインが作成された後の論文に関しては，PubMed, Cochrane, 医学中央雑誌を各委員が分担部分に関して，2016 年 8 月 31 日までの範囲で文献検索した。その後，ガイドライン完成までの期間に発表された論文でガイドラインに反映させるべきと思われた論文に関しては，メーリングリスト上で討議し，追加収載した。文献検索にあたっては，2016 年 8 月 28 日に聖路加国際大学学術情報センター図書館主任司書の河合富士美氏による 2 時間の講義を受けた。文献検索の具体的な方法に関しては，日本性機能学会のホームページ上でパブリックオピニオンを募集した際に同時公開した。

　推奨グレードは日本医療評価機構の「Minds 診療ガイドライン作成の手引き 2014」[1]に準拠した。すなわち，アウトカムに関する全般的なエビデンスの強さと，

益と害のバランスを考慮し，①行うことを強く推奨する，②行うことを弱く推奨する，③行わないことを弱く推奨する，④行わないことを強く推奨する，の4つのいずれかを決定した。決定にあたっては，Delphi法を用いた。すなわち，各CQに対する推奨度を無記名投票し，7割以上の得票が得られるまで3回投票を繰り返した。第2回会議の出席者は15名であったので，11名（15×0.7＝10.5）以上の得票で推奨度を決定した。なお，CQ12に関しては，COIを考慮し，3名の委員が退席して投票を行ったので，9名（12×0.7＝8.4）以上の得票で推奨度を決定した。投票結果に関しても，日本性機能学会のHP上でパブリックオピニオンを募集した際に同時公開した。なお，CQ8，CQ9，CQ10，CQ11，CQ17に関しては，CQの性質上，推奨は行わなかった。

委員が参集しての会議は，2016年8月28日の日本性機能学会総会の際と，2017年2月19日の2度開催した。その会議によって作成した草案を日本性機能学会のホームページにて，10月の2週間にわたってガイドラインの草稿を公開し，コメントをいただいた。そのコメントにより修正した草稿を委員間のインターネットによる会議でさらなる修正を加えて最終案を作成した。その後，外部評価委員である日本泌尿器科学会の3名に最終案を郵送し，コメントをいただき，それに基づいて修正を加え，完成した。

## 改訂の予定

これまで，本ガイドライン作成の参考にしてきたInternational Consultation on Sexual Medicine会議が今後開催されないことが決定されたので，次回の改訂は5年後の2022年を予定している。

## 利益相反

診療ガイドラインは，信頼性の高い情報源として一般に認識されていることから，作成過程の厳密さとその透明性の確保は非常に重要である。したがって，今回の改訂にあたっては極めて慎重にCOIのコントロールを行った。ガイドライン作成委員長である木元が，国際学会等で活躍している委員を各領域から選出した後に，選出された委員には過去3年間にわたるCOIを申告してもらい，日本性機能学会の倫理委員会内のCOI委員会での書類審査を受け，全員が承認された。また，COIが最も憂慮される薬物療法に関するCQの推奨度決定の投票にあたっては，国内承認のための臨床試験の中心メンバーであった木元，佐々木，永尾の3委員は退席して，残りの委員でのみ審議を行った。また，このガイドライン作成に要した費用は，すべて日本性機能学会から支出されたものであり，その他の団体や企業等の支援は受けていない。ガイドライン作成委員と企業間の講演活動等を通じた利益相

| 分類 | 相当する日本語 | 開示の目安（金額は最近の1年間） |
|---|---|---|
| Employment/Leadership position/Advisory role | 役職，顧問 | 100万円以上 |
| Stock ownership | 株 | 利益100万円以上か全株式の5%以上保有 |
| Patent royalties/licensing fees | 特許料 | 100万円以上 |
| Honoraria (e.g. lecture fees) | 講演料 | 100万円以上 |
| Fees for promotional materials (e.g. manuscript fee) | 販売促進資材の原稿料 | 100万円以上 |
| Research funding | 研究費 | 200万円以上 |
| Others (e.g. trips, travel, or gifts) | その他 | 5万円以上 |

反は，2012年版に準拠し，以下に開示する。

　佐田委員が，講演料をバイエル薬品（株）とファイザー（株）から受領している。また，研究費をバイエル薬品（株）から受領している。

　古川委員が，講演料をサノフィ（株），アストラゼネカ（株），ベーリンガーインゲルハイムジャパン（株），日本イーライリリー（株），持田製薬（株）から受領している。また，研究費をアストラゼネカ（株）から受領している。

■ 参考文献
1) 福井次矢，山口直人 監．森實俊雄，吉田雅博，小島原典子 編．Minds 診療ガイドライン作成の手引き 2014．医学書院，2014
2) *J Sex Med* 2016 の各号
3) Hatzimouratidis H, Giuliano F, Moncada I, Muneer A, Salonia A, Verze P. EAU Guidelines on Erectile Dysfunction, Premature Ejaculation, Penile Curvature and Priapism. European Association of Urology（EAU）．http://uroweb.org/wp-content/uploads/EAU-Guidelines-Male-Sexual-Dysfunction-2016-3.pdf

## 略語表

| 略語 | 英語 | 日本語 |
| --- | --- | --- |
| BPH | Benign Prostatic Hyperplasia | 前立腺肥大症 |
| CKD | Chronic Kidney Disease | 慢性腎臓病 |
| CPAP | Continuous Positive Airway Pressure | 持続陽圧呼吸療法 |
| ED | Erectile Dysfunction | 勃起障害 |
| ICI | Intracavernous Injection | 海綿体注射 |
| IIEF | International Index of Erectile Function | 国際勃起機能スコア |
| IPSS | International Prostate Symptom Score | 国際前立腺症状スコア |
| LUTS | Lower Urinary Tract Symptoms | 下部尿路症状 |
| METs | Metabolic Equivalents | メッツ |
| MMAS | Massachusetts Male Aging Study | マサチューセッツ男性加齢研究 |
| NO/NOS | Nitric Oxide/Nitric Oxide Synthase | 一酸化窒素/一酸化窒素合成酵素 |
| NPT | Nocturnal Penile Tumescence | 夜間勃起現象 |
| PDE | Phosphodiesterase | ホスホジエステラーゼ |
| $PGE_1$ | Prostaglandin $E_1$ | プロスタグランジン $E_1$ |
| RCT | Randomized Controlled Trial | ランダム化比較試験 |
| SAS | Sleep Apnea Syndrome | 睡眠時無呼吸症候群 |
| SHIM | Sexual Health Inventory for Men | 男性用性健康調査票 |
| SSRI | Selective Serotonin Reuptake Inhibitor | 選択的セロトニン再取込み阻害薬 |
| TRT | Testosterone Replacement Therapy | テストステロン補充療法 |
| TURP | Transurethral Resection of the Prostate | 経尿道的前立腺切除術 |
| VED | Vacuum Erection Device | 陰圧式勃起補助具 |

# 1 ED の定義

> ED とは：満足な性行為を行うのに十分な勃起が得られないか，または（and/or）維持できない状態が持続または（or）再発すること

　2015 年に開催された第 4 回コンサルテーション会議（4th International Consultation on Sexual Medicine: ICSM）では，過去 3 回のコンサルテーション会議の会議録と International Classification of Diseases, 10th edition（ICD-10）と Diagnostic and Statistical Manual of Mental Disorders, 4th edition with test version or fifth edition（DSM-IV-TR, DSM-V）を参考にして，McCabe M.P. を委員長とする 9 名の多職種・多民族の委員が議論し，結局以前の ICSM の定義を採用している[1]。すなわち，これは 1993 年に行われた NIH コンセンサス会議の定義[2]とほぼ同様である。すなわち「Erectile Dysfunction（ED：勃起障害/勃起不全）とは：<u>満足な性行為を行うのに十分な勃起が得られないか，または（and/or）維持できない状態が持続または（or）再発すること</u>（Consistent or recurrent inability to attain and/or maintain penile erection sufficient for sexual satisfaction）」となる。

　原文は最後の部分が微妙に変化していて，NIH コンセンサス会議では "sufficient to permit satisfactory sexual intercourse"，1999 年の第 1 回のコンサルテーション会議では "sufficient for sexual performance"，2003 年の第 2 回では "sufficient for sexual activity"，2009 年の第 3 回では第 2 回と同じ，今回の第 4 回では上記のように "sufficient for sexual satisfaction" となっている。どの文書にも，この微妙な変更についての理由を記載していない。ここでは，前回の 2012 年版と同じ定義を用い，上記のまま（下線部分）とする。

### ■ 参考文献

1) McCabe MP, Sharip ID, Atalla E, Balon R, Fisher AD, Laumann E, Lee SW, Lewis R, Segraves RT. Definitions of sexual dysfunctions in women and men: a consensus statement from the fourth International Consultation on Sexual Medicine 2015. *J Sex Med* 2016; 13: 135–143
2) NIH Consensus Conference. Impotence. NIH Consensus Development on Impotence. *JAMA* 1993; 270: 83–90

# 2 EDの分類

> EDをその病因から，器質性，心因性，混合性の3つに分類する。
> 分類に際しては，その診断方法と根拠を記載すべきである。

　EDの分類に関しては，2015年のコンサルテーション会議[1]ではまったく触れられていない。EAUのガイドライン[2]では，病因から3つに分類され，器質性（organic），心因性（psychogenic），混合性（mixed）である。ただし，ほとんどの症例で病因が混合していることが多いことに注意すべきである。したがって，器質性が主因のもの，心因性が主因のものと分類することが勧められるとしている。

　EDに対する内服治療薬の代表的な内外の臨床試験論文[3-8]の方法をみると，患者背景として，上記3つに分類している。これらの論文のうち，世界で最初の臨床試験となったGoldsteinらの論文[3]では，上記分類に当たって，"病歴，身体所見，海綿体注射，リジスキャン，カラードプラ，内分泌学的検査によって"分類したとあるが，他の5論文では，分類の方法の記載がない。

　以上より，本ガイドラインでは，器質性，心因性，混合性の3つに分類することとする。ただし，診療録や論文に分類を記載する場合には，Goldsteinらの論文[3]に準じて，どのような方法によってその分類にしたかを記載することが望ましい。

### 参考文献

1) McCabe MP, Sharip ID, Atalla E, Balon R, Fisher AD, Laumann E, Lee SW, Lewis R, Segraves RT. Definitions of sexual dysfunctions in women and men: a consensus statement from the Fourth International Consultation on Sexual Medicine 2015. J Sex Med 2016; 13: 135–143
2) Hatzimouratidis H, Giuliano F, Moncada I, Muneer A, Salonia A, Verze P. EAU Guidelines on Erectile Dysfunction, Premature Ejaculation, Penile Curvature and Priapism. European Association of Urology (EAU). http://uroweb.org/wp-content/uploads/EAU-Guidelines-Male-Sexual-Dysfunction-2016-3.pdf
3) Goldstein I, Lue TF, Padma-Nathan H, Rosen RC, Steers WD, Wicker PA; the Sildenafil Study Group. Oral sildenafil in the treatment of erectile dysfunction. N Engl J Med 1998; 338: 1397–1404
4) 白井將文, 塚本泰司, 佐藤嘉一, 堀田浩貴, 加藤修爾, 八竹 直, 金子茂男, 水永光博, 谷口成実, 藤岡知昭, 萬谷嘉明, 岡田耕市, 永島弘登志, 岩堀泰司, 滝本至得, 平方 仁, 阿部輝夫, 村井 勝, 丸茂 健, 岩本安彦, 高橋良当, 高坂 哲, 甲斐祥生, 小野寺恭忠, 佐々木春明, 石井延久, 永尾光一, 福井準之助, 永田幹男, 貫井文彦, 石堂哲郎, 岩本晃明, 矢島通孝. 勃起不全に対する経口治療薬シルデナフィルの無作為化二重盲検プラセボ対照比較試験成績. 西日泌 2000; 62: 373–382
5) Porst H, Rosen R, Padma-Nathan H, Goldstein I, Giuliano F, Ulbrich E, Bandel T; Vardenafil Study Group. The efficacy and tolerability of vardenafil, a new, oral, selective phosphodiesterase type 5 inhibitor, in patients with erectile dysfunction: the first at-home clinical trial. Int J Impot Res 2001;

13: 192–199
6) Nagao K, Ishii N, Kamidono S, Osada T; Vardenafil (Levitra) Clinical Trial Group. Safety and efficacy of vardenafil in patients with erectile dysfunction: result of a bridging study in Japan. *Int J Urol* 2004; 11: 515–524
7) Brock GB, McMahon CG, Chen KK, Costigan T, Shen W, Watkins V, Anglin G, Whitaker S. Efficacy and safety of tadalafil for the treatment of erectile dysfunction: result of integrated analyses. *J Urol* 2002; 168: 1332–1336
8) Nagao K, Kimoto Y, Marumo K, Tsujimura A, Vail GM, Watts S, Ishii N, Kamidono S. Efficacy and safety of tadalafil 5, 10, and 20 mg in Japanese men with erectile dysfunction: result of a multicenter, randomized, double-blind, placebo-controlled study. *Urology* 2006; 68: 845–851

# 3 EDの有病率と発生率

EDの有病率は年齢とともに上昇する。EDの発生率は4〜66/1,000人年である。

## 1 有病率 (prevalence)

　欧米の7カ国の50〜80歳の12,815名を調査した研究（MSAM-7）[1]は，Danish Prostatic Symptom Score（DAN-PSS）[2]の"Can you get an erection?"という設問への回答で，勃起しないと答えたものと硬度の低下を答えたものをEDとして定義しているが，50歳代で30.1%，60歳代で51.1%，70歳代で75.6%の有病率であり，国家間の差はなかったとしている。ブラジル，イタリア，マレーシア，日本の4カ国の40〜70歳の2,417名を調査した研究[3]では，"満足な性行為を行うに十分な勃起を得て，持続できますか?"という設問への回答で，「たまに」と答えたものをmoderate ED，「全くない」と答えたものをcomplete EDと定義しているが，両者を合わせた年齢調整後の有病率はブラジルで15.5%，イタリアで17.2%，マレーシアで22.4%なのに対して，日本（618名）では34.5%と極めて高かった。どの国でも，年齢とともに有病率は上昇していた。

　これ以外にも数多くの疫学研究があるが，それぞれに研究デザイン，方法，EDの定義が異なっていることが，多数の研究を統合して有病率を導き出すことを不可能にしている。ただ，すべての研究に共通しているのは，年齢とともに有病率が上昇することである[4]。その概数は，40歳未満：1〜10%，40歳代：2〜15%，50歳代：最もばらつきが大きい年代で40歳代と60歳代の間の率，60歳代：20〜40%，70歳以上：50〜100%と推定される[4]。

## 2 発生率 (incidence)

　Validateされた質問票であるIIEF（International Index of Erectile Function）[5]を使用した2014年のオーストラリアの研究では，無作為に抽出した35〜80歳の男性810名を5年間追跡した結果，ベースラインで正常の勃起機能であった者のED発生率は，32/1,000人年であった[6]。IIEF以外の問診票や上記有病率の項で紹介したよう

な簡単な問診でEDを評価した8つの研究をみると，その発生率は4〜66/1,000人年である[4]。いずれの研究においても共通しているのは，有病率と同じく年齢とともに発生率が上昇することである[4]。ただし，これらの研究はすべて欧米人を対象としており，日本人もしくはアジア人のデータは存在しない。

### ■ 参考文献

1) Rosen R, Altwen J, Boyle P, Kirby RS, Lukacs B, Meuleman E, O'Leary MP, Puppo P, Robertson C, Giuliano F. Lower urinary tract symptoms and male sexual dysfunction: the multinational survey of the aging male (MSAM-7). *Eur Urol* 2003; 44: 637–649
2) Schou J, Holm NR, Meyhoff HH. Sexual function in patients with symptomatic benign prostatic hyperplasia. *Scand J Urol Nephrol Suppl* 1996; 179: 119–122
3) Nicolosi A, Moreira ED, Shirai M, Bin Mohd Tambi MI, Glasser DB. Epidemiology of erectile dysfunction in four countries: cross-national study of the prevalence and correlates of erectile dysfunction. *Urology* 2003; 61: 201–206
4) McCabe MP, Sharip ID, Lewis R, Atalla E, Balon R, Fisher AD, Laumann E, Lee SW, Segraves RT. Incidence and prevalence of sexual dysfunction in women and men: a consensus statement from the Fourth International Consultation on Sexual Medicine 2015. *J Sex Med* 2016; 13: 144–152
5) Rosen RC, Riley A, Wagner G, Osterloh IH, Kirkpatrick J, Mishra A. The International Index of Erectile Function (IIEF): a multidimensional scale for assessment of erectile dysfunction. *Urology* 1997; 49: 822–830
6) Martin SA, Atlantis E, Lange K, Taylor AW, O'Loughlin P, Wittert GA; Florey Adelaide Male Aging Study. Predictors of sexual dysfunction incidence and remission in men. *J Sex Med* 2014; 11: 1136–1147

# 4 EDのリスクファクター

> EDのリスクファクターは数多くあるが，ここでは12の因子を取り上げている．可変可能なものとしては，肥満・運動不足，喫煙があり，是正する努力が必要である．薬剤に関しては，原疾患の治療前，治療中に勃起機能を評価し，EDの発生を防ぐ努力をすべきである．骨盤内の手術に関しては，神経温存手術を施行することが望ましい．心疾患の前兆としてのEDの意義は重要である．

ICSM 2015の報告[1]を参考に，本ガイドラインでは，以下のリスクファクターについて取り上げることとする．すなわち，加齢，糖尿病，肥満/運動不足，心血管疾患/高血圧，喫煙，テストステロン低下，慢性腎臓病/下部尿路症状，神経疾患，手術/外傷，うつなど精神的因子，薬物の11の因子である．さらに，2012年版ED診療ガイドライン[2]から睡眠時無呼吸症候群を追加し，計12の因子について検討した．なお，脂質異常症に関しては，ICSM 2015の報告で取り上げられていないこと，2012年版で解説したように日本人ではリスクファクターと考えられないことから，取り上げないこととした．

## 1 加齢

疫学の項で記述したように，世界中の疫学調査に共通している結果から，加齢はEDの最重要リスクファクターであるといえる．

地域住民の調査での嚆矢は，1987〜1989年に行われたマサチューセッツ男性加齢研究（Massachusetts Male Aging Study; MMAS）であり，年齢が重大なリスクファクターであることを示した[3]．わが国においては，1998年にMMASと同形式の質問票を用いて疫学調査が行われた．住民基本台帳に基づいて対象者が選定され，郵送に加えて訪問調査を行うことで厳密な統計調査が行われ，全国規模での正確な罹患患者数の推定が可能となった．全国100地点で無作為に抽出された2,000名を対象に調査が行われ，回収率は55.2％であった．その結果，EDの罹患率はMMASと同様に年齢とともに上昇していた（図1）[4]．他にも，289名の日本人と2,115名のアメリカ人の地域住民を対象とした疫学調査において，年齢とともにED罹患率が上昇していた．さらに，同調査によると日本人のほうが性機能の低下が著しく，

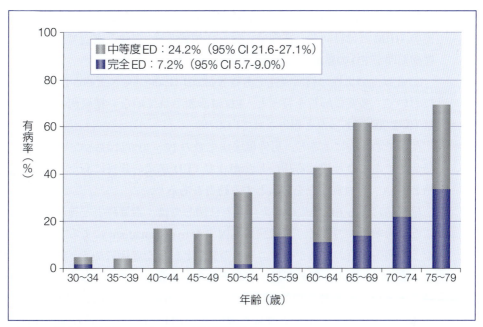

**図1　日本におけるED有病率（全国推計）[4]**

70歳代では71%が中等度ないし完全EDであった[5]。

日本人を対象に行われた他の研究結果をみると，企業従事者とその家族に対する研究（以下 企業研究）において，加齢によりEDの罹患率の上昇がみられた[6]。また，慢性疾患のため通院中の患者4,609名を対象とした研究（慢性疾患研究）でも[7]，2,084名の人間ドックのデータを解析した研究（人間ドック研究）でも[8]，同様の結果であった。最近の下部尿路症状で外来通院中の236名の調査でも加齢は有意なリスクファクターであった[9]。

## 2　糖尿病

日本人のデータも含むレビューによれば，糖尿病患者の35〜90%にEDが発生するとされている[10]。EDの発生時期も，糖尿病患者では非糖尿病患者より10〜15年早いといわれている[10]。3,299名のデータからなるシステマティックレビューによると，不良な血糖管理，年齢，糖尿病罹病期間，末梢神経障害，BMIがEDの発生に有意に関連しているとされる[11]。

日本人に関しては，慢性疾患研究[7]ではオッズ比は2.88，人間ドック研究[8]でも同2.54と有意であった。さらに，287名の糖尿病患者の勃起機能を男性性機能問診票（Sexual Health Inventory for Men: SHIM）で調査した報告では，糖尿病の合併症である末梢神経障害が重症EDの発生に関連していた[12]。また，197名の糖尿病患者

の勃起機能問診票（International Index of Erectile Function: IIEF）の短縮版（IIEF-5：前述のSHIMとほぼ同じ，詳細はp.38〜41 **付録**参照）による調査でも，年齢と糖尿病罹病期間がEDの重症化に関連しているとされている[13]。

20歳以上の男性の横断研究であるNational Health and Nutrition Examination Surveyにおいて，多変量解析を行うと，EDは診断されていない糖尿病のオッズ比が2.20（1.10–2.20）であったと報告されている[14]。

英国での調査によると，男性糖尿病患者の12〜30%において，EDが糖尿病の初発症状であったとされる[15]。したがって，ED患者の診察にあたっては，空腹時血糖とHbA$_{1C}$の血液検査を必須とする勧告もある[16]。

糖尿病によるED発生のメカニズムに関しては，血管障害と神経障害が関連することはもちろんのこと，糖尿病に起因するhypogonadismによるもの，亀頭包皮炎などの陰茎局所の感染やペロニー病の発生といった要因に加え，糖尿病に合併しやすい高血圧，肥満，運動不足などがそれらを補強し，さらにはうつ状態，不安，性欲低下といった精神心理的要因も加わり，局所のNO（一酸化窒素）の産生が低下することで海綿体平滑筋の弛緩が障害されEDが起こるという説明がなされている[10]。

## *3* 肥満と運動不足

米国における縦断研究である医療従事者フォローアップ研究（Health Professional Follow-up Study: HPFS）では，40〜75歳の男性22,086名を14年以上フォローアップしている。スタート時点（1986年）において，健康でEDも発生していなかった男性のうち17.7%がフォローアップ期間中にEDを発生していた[17]。スタート時点のBMIが23 kg/m$^2$以下であった群を対照にすると，BMIが増加するにつれEDのリスクは上昇し，肥満の最も重度の群（30 kg/m$^2$以上）の相対リスクは1.7で有意であった。MMASのフォローアップ研究では，BMIはEDの悪化と正の相関を，EDの改善とは負の相関を示した[18]。

わが国において肥満とEDの関連を調べた研究は1つだけであり，人間ドック研究では，肥満者（>BMI 25 kg/m$^2$で定義）の非肥満者に対するオッズ比は0.94（95% CI 0.51–1.75）であり，肥満とEDの関連は明確でなかった[8]。

前述のHPFSによると，2.7 METs注)/週未満しか運動しない群を対照とすると，2.7<＜16.5群では相対リスクは0.9（95% CI 0.8–1.0），16.6<＜32.6群では0.8

---

注）安静時における単位時間当たり体重1 kg当たりの酸素摂取量を1 MET（Metabolic Equivalent）とし，身体活動の強さを，安静時の何倍に相当するかで表す運動強度の単位（p.83 **CQ14**参照）。

(0.7–0.9), 32.6以上群では0.7 (0.7–0.8) と, 運動強度の増加に伴ってEDのリスクは低下していた[17]。運動別では, 週に2.5時間以上のランニングはEDの相対リスクを対照群に比較して30%低下させた。7つの横断研究をメタアナリシスした研究によれば, 平均以上に運動する群は, そうでない群と比べるとオッズ比は0.53 (0.31–0.91) であった[19]。14年間の前向き研究によると運動はEDの発生を抑制する[20]。逆に20～80歳を対象とした前向き研究では, 運動不足はEDの発生に関与していた[21]。残念ながら日本人を対象とした運動介入のデータはない。

　肥満・運動不足に対して介入したRCT[22]がある。35～55歳の男性で, 糖尿病, 高血圧, 脂質異常症のいずれも有さず, BMI 30 kg/m² 以上の肥満があり, かつIIEF-5スコアが21点以下の110名を2群に分け, 介入群にはカロリー摂取と身体活動に関するきめ細かい指導を個別に行い, 10%以上の体重減少を達成させた。対照群には, 口頭と文書でカロリー摂取と身体活動に関する情報を与えただけである。2年後, 介入群ではBMIが36.9から31.2に減少したのに対して, 対照群では36.4から35.7への減少にとどまった ($p<0.01$)。IIEF-5のスコアは介入群では13.9から17.0に上昇したが, 対照群では13.5から13.6と改善がみられなかった。

　また, PDE5阻害薬の効果に対する運動の付加効果をみたRCTがある[23]。60名のED患者をPDE5阻害薬単独群とPDE5阻害薬に週3回の運動 (22.8 METs) を付加した群の勃起機能をIIEFで評価したところ, 運動付加群のほうで有意にスコアが改善していた。

　日本人のデータでは肥満は有意な因子とはいえず, 運動に関するデータはないが, 肥満の解消, 運動不足の解消はEDの改善, 予防につながる可能性が高く, 非薬物療法として推奨される。

## 4 心血管疾患および高血圧

　高血圧患者ではEDを合併する頻度が高い。MMASによると, 全集団のED罹患率が9.6%であったのに対して, 治療を受けている高血圧患者の15%が完全EDに罹患していた[3]。その他にも, 高血圧患者においてはEDの頻度が高いことが, 世界中から報告されている[24–26]。最近のメタアナリシスによると, 40研究の121,641名の検討から, 高血圧のEDのオッズ比は1.74と有意であったとされる[27]。高血圧患者 (平均年齢62.2歳) に対してIIEFを用いて行った調査では, 68.3%がED (軽度ED 7.7%, 中等度15.4%, 重度45.2%) を合併していた[28]。一般住民対象のMMASでの重度EDの頻度は約10%であったと報告されていることから考えると, 高血圧症例ではEDが重症化しやすいと考えられる。

　逆にED患者では, 高血圧を合併する頻度が高い。米国のマネージドケアのデータを解析した研究によると, ED患者285,436名の41.2%に高血圧を合併していた

が,非ED男性1,584,230名では,19.2%しか高血圧を合併していなかった[19]。また,逆方向からみた,高血圧のEDに対するオッズ比は,年齢や背景因子を補正した結果1.383と有意であった[29]。日本の企業研究[6]と慢性疾患研究[7]では,オッズ比はそれぞれ,2.79,1.79と有意であった。一方,人間ドック研究では,オッズ比は0.68と有意ではなかった[8]。

　高血圧患者では,高血圧治療薬による薬剤性EDの可能性を考慮する必要がある。未治療の男性高血圧患者では17%がEDであったのに対して,降圧薬を投与されている患者では25%であったとされる[3]。高血圧治療薬が,勃起機能に対して何らかの悪影響を及ぼしている可能性が示唆され注意を要する(薬剤の項参照)。しかし,多くの患者が降圧薬投与前にすでにEDを自覚しており,高血圧自体が独立したEDのリスクファクターであることは多くの研究によって支持されている[3,28,30,31]。

　また,EDを主訴に受診した患者の18%に診断されていない高血圧が発見されたという報告もあり[32],EDの診断の際の血圧測定の根拠になっている。

　高血圧とEDの合併頻度が高い理由は,いくつか考えられる。第一に,血圧の恒常性と勃起機能の両者の維持に不可欠な,神経・血行動態・生理活性物質などのバランスが崩れることで,高血圧と同時にEDも引き起こされていると考えられる。第二に,高血圧によって虚血性心疾患や腎不全などの心血管合併症が発生し,その影響でEDが続発している可能性もある[3,30]。

　冠動脈疾患(診断がついている,いないを問わず)の患者ではEDが非常に多く発生することが知られている[33-35]。心血管イベントに対するEDの相対リスクを調べたメタアナリシス[36]がある。5つの前向きコホート研究と2つの後ろ向きコホート研究が抽出され,対象は45,558名(すべて欧米人)であった。EDを有する者は,そうでない者に比べ,心血管イベントの補正相対リスクは1.47と有意であった。

　日本で行われた3つの横断研究[6-8]でも,オッズ比はそれぞれ,1.17,2.82,8.04と有意であった。

　明らかな冠動脈疾患のないED患者に負荷心電図を施行すると,8〜56%に陽性所見が現れる[30-36](表1)。これらの研究のうち,川西ら[31]のものは,25〜78歳の日本人を対象にしたものであり,その15%という陽性率は他の欧米の結果と比べてもそれほど低くない。一方,明らかな冠動脈疾患のある患者のED罹患率は42〜75%[37-40]と高い上に,冠動脈疾患の発生の2〜3年前にEDが自覚されることが多いので(表2)[37,40-43],EDは冠動脈疾患の重要なマーカーになりうると考えられている。実際,12の前向き試験を分析した最近のメタアナリシス(患者数36,744名)によると,EDは冠動脈疾患の独立したマーカー(リスク比1.62)であることが示されている[44]。

### 表1　明らかな冠動脈疾患のないED患者での運動負荷テスト陽性率

|  | 症例数 | 年齢 | ED罹病期間 | 糖尿病の合併率 | 運動負荷テスト陽性率 |
|---|---|---|---|---|---|
| Pritzker et al [30] | 50 | 40〜60歳 | 不明 | 20% | 56% |
| 川西ほか [31] | 52 | 25〜78歳 | 不明 | ― | 15% |
| Kim et al [32] | 97 | 45〜75歳 | 不明 | 31% | 8% |
| Shamloul et al [33] | 40 | 40歳以上 | 3ヵ月以上 | ― | 30% |
| Vlachopoulos et al [34] | 50 | 41〜74歳 | 平均25ヵ月 | 20% | 24% |
| Jackson et al [35] | 20 | 39〜69歳 | 9〜36ヵ月 | なし | 10% |
| Mulhall et al [36] | 49 | 28〜56歳 | 平均30ヵ月 | 除外 | 20% |

### 表2　EDが冠動脈疾患に先行した患者の割合と先行期間

|  | 症例数 | ED（%） | EDが冠動脈疾患に先行した患者の割合（%） | 平均先行期間（月） |
|---|---|---|---|---|
| Montorsi F et al [37] | 300 | 49 | 67 | 38.8（1〜168） |
| Montorsi P et al [40] | 95 | 65 | 93 | 24（12〜36） |
| Hodges et al [41] | 207 | 66 | 55 | 60 |
| Shi et al [42] | 467 | 48 | 49 | 33（2〜87） |
| Foroutan et al [43] | 401 | 46 | 42 | 23（10〜36） |

## 5　喫煙

　各国の横断研究をみると，イタリア（18歳以上の2,010名）では非喫煙者に対するオッズ比が1.744[45]，オランダ（1,688名）ではオッズ比が1.645[46]，スペイン（2,476名）ではオッズ比が2.546[47]，中国（819名）ではオッズ比が1.4747[48]，オーストラリア（108,477名）ではオッズ比が1.86（＞20本/日），1.48（＜20本/日）[49]と有意であったが，日本の人間ドック研究ではオッズ比が1.21で有意ではなかった[8]。1986年に開始されたHPFSの14年間に及ぶコホート研究では[17]，40〜75歳の22,086名のアメリカ人において，非喫煙者に対する喫煙者のリスク比は1.5と有意であった。また，MMASのフォローアップ研究では[50]，9年後（中央値）における513名のリスク比は1.97と有意であった。2013年に報告されたメタアナリシスでは，4つのコホート研究と4つのケースコントロール研究から28,586名のデータを統合解析し，オッズ比が1.51で有意であったとしている[51]。

　喫煙のEDに対する用量反応関係も多く報告されている。前述のイタリアの研究[45]では喫煙期間とEDの罹患率に用量反応関係を認めており，オーストラリア

の16～59歳の8,367名の調査では[52]，タバコの本数とEDの罹患率に同関係を認めている。7,864名の中国人の調査でも[53]，ボストンの2,301名の調査[54]でも用量反応関係を認めている。2014年に報告されたメタアナリシスでは，1つのコホート研究と9つの横断研究を統合し，50,360名のデータを解析し，10本/日の喫煙につき，オッズ比は1.14，10年の喫煙につき，同1.15といずれも有意であった[55]。

喫煙が勃起機能に与える悪影響の機序に関しては，血管内皮障害，陰茎への血流障害，交感神経刺激などが考えられている[56]。組織学的には，陰茎プロステーシスの挿入術の際に採取した海綿体標本の分析から，平滑筋の減少とコラーゲンの増生を認めている[57]。

## 6 テストステロン低下

テストステロンとEDの関連に関しては一定の見解はない[58]。テストステロンが勃起に関係する神経，血管，海綿体組織の正常な機能を保つのに必須であることは確かなようである[59]。MMAS[3]では，テストステロン（総テストステロン，遊離テストステロンとも）はEDとの関連性を認めていないし，そのフォローアップ研究[60]でも同様の結果であった。ただし，フォローアップ研究では，テストステロン低値とLH（黄体形成ホルモン）高値を合併する者にはEDとの関連を見出している[60]。性腺機能低下症の患者に限り，テストステロン補充療法によってEDが改善するとされる[59]。

転移性前立腺癌に対するアンドロゲン除去療法は，古くから勃起機能障害を含め，性機能に影響を与えることが指摘されている。アンドロゲン除去は動物実験においてよい勃起障害モデルとしても使用されており[61]，勃起障害の発生率は高いことから，前立腺癌患者に対するアンドロゲン除去療法を行う際には注意を要する[62,63]。

## 7 慢性腎臓病と下部尿路症状

慢性腎臓病患者4,389名のメタアナリシスによると，ED罹患率は70%であった[64]。また，174名の日本人透析患者をIIEFで調査した研究によれば，30歳代の36.4%から年齢とともに罹患率は上昇し，60歳代では93.1%にもなる[65]。

慢性腎臓病によるED発生の機序としては，血流障害[66]，神経障害[67,68]，テストステロンの低下や高プロラクチン血症[69]といったホルモンの異常[69,70]，腎性貧血[71]，内因性NO合成阻害物質（asymmetrical dimethylarginine: ADMA）の蓄積[72]，薬剤性，うつ[73,74]などの多因子が考えられている。

欧米7カ国の50～80歳の男性12,815名を調査した研究では，下部尿路症状（lower urinary tract symptoms: LUTS）を国際前立腺症状スコア（International Prostate Symptom Score: IPSS，p.42 **付録**参照）で，EDをIIEFで評価し，年齢と合併症で調整した結果，両者の重症度には相関関係があり，LUTSはEDの独立した予測因子であった[75]。同様の多くの横断研究のLUTSのEDに対するオッズ比は1.06～8.90である[76]。

　わが国でも，2,084名の人間ドックのデータを分析した結果，年齢調整後のIIEF-5による重症度のオッズ比は，IPSSの軽症群に対して中等症群のそれは4.49であり，重症群のそれは7.34と用量依存性があった[8]。慢性疾患で通院中の患者5,683名の調査でもオッズ比は4.8と有意であった[7]。

　EDとLUTSの両者に共通する発生機序として，①交感神経系の過活動，②骨盤内血管床の虚血，③NOS/NOの低下，④Rhoキナーゼのup-regulationの可能性が示唆されている[77]。

## *8* 神経疾患

　勃起現象は神経によって制御されていることから，中枢神経，末梢神経を障害する疾患はEDを起こす[78-80]。多発性硬化症では50～75%[81]，脳卒中では48.3%[82]，てんかんでは42.5%[83]，パーキンソン病でも68.4%[84,85]にEDを併発する。多系統萎縮症の患者では96%もの患者にEDを併発する上に，重要なことは37%の患者でEDが初発症状であることである[86,87]。

　神経疾患自体もEDを引き起こすが，その治療薬もEDを引き起こすことがある。てんかんに対する薬物療法[88]や神経疾患に多く処方される抗うつ薬[89]である。

## *9* 外傷および手術

　米国での69の救急センターが参加した重度外傷患者2,964名（うち男性1,935名）の前向きコホート研究[90]によれば，「性的関係を持つ能力に制限があるか？」という質問にYesと答えるのに有意であった因子は，年齢（1歳上昇ごとのリスク比1.02），収入（同1.12～1.60），受傷前の健康状態（1.27～3.54），糖尿病（1.34），外傷の重症度スコア（1点上昇ごとのリスク比1.02），骨盤外傷（1.45），下肢の骨折（1.48），脊髄損傷（3.73）であり，脊髄損傷のリスク比が高い。他の調査でも脊髄損傷によるEDの罹患率は高い[91]。

　身近な外傷として自転車乗車の際のサドルによる会陰部の圧迫がある。最近の2つの総説は，意見を異にしている[92,93]。2014年の総説はリスクファクターであるとしているが，2015年のそれはリスクファクターとは言い難いと結論している。

この結論の違いを生んだ大きな要因は，2014年に報告された大規模横断研究の存在である[94]。平均年齢48.2歳の男性5,226名を分析したところ，ED罹患率は8.4%で，これはMMAS等で報告された一般住民の罹患率より低い。さらに，サイクリングの時間や経験年数とED罹患率に何ら関連を認めていない。発生機序に関しては，2つの総説で共通しており，陰部動脈と陰部神経のサドルによる圧迫による血流障害と神経障害と考えられている[92,93]。

前立腺癌に対する根治的前立腺摘除術後のED罹患率は，6〜68%と推計されている[95]。神経温存手術やロボット支援手術の導入という進歩はあったものの，術後の勃起機能に全く問題がない患者の率は20〜25%に過ぎず，過去17年間で改善がみられないといわれている[96]。ED発生の機序としては，海綿体神経の損傷が主な原因と考えられており，手術技術の進歩で改善がみられない理由としては，これまで考えられてきたよりはるかに，この神経の走行は個人差が大きく，かつ複雑であることがあげられている[97]。神経自体を手術によって損傷しなくても，手術中の牽引，電気メスによる熱，局所の虚血や炎症が神経へダメージを与えることが指摘されている[98]。

膀胱癌に対する膀胱全摘術後のED発生率は20〜70%と報告されている[99]。患者の年齢，術前の勃起機能，神経温存術の有無，代用膀胱の手術法の違い等がEDの発生率に関連すると考えられている[99]。例えば，回腸導管では1/31，新膀胱では6/26に勃起機能が温存されたという報告[100]があり，後者の優位がうかがえるが，年齢等の交絡因子の影響を考えるべきであるとされる[99]。日本の報告では[101]，「勃起を維持できるか？」という問いに対して「全くできない」と回答した者が，回腸導管12/13，禁制型導管11/11，新膀胱11/15であった。

膀胱全摘によるED発生の機序は，手術による神経等への侵襲はもちろんのこと，ボディイメージの変化，本人およびパートナーへの情緒的/精神的な影響が関与すると考えられている[99]。

直腸癌に対する手術によるED発生率は5〜88%と報告されている[102]。腹腔鏡手術と開放手術によるED発生率を比較したRCTが2つあるが，ともに有意差はなかった[103,104]。一方，骨盤神経温存手術と非温存手術を比較した少数例の検討では明らかに温存群のED発生率が低かった[105-107]。最近の953名の中国人男性患者の研究でも，温存群の41.9%に対し非温存群では76.7%と有意に後者でED発生率が高かった[108]。一方，わが国でよく行われている拡大リンパ節郭清を行うと勃起機能が著しく損なわれる[106]。

## 10 心理的および精神疾患的要素

米国での1,410名の男性をインタビューした研究によると，情緒的な問題やスト

レスのED罹患に対するオッズ比は3.56と有意であった[109]。

　MMAS[3]のデータをうつ症状に絞って検討した疫学調査によると，40～70歳の265名の地域住民を自己記入式のCenter for Epidemiological Studies-Depression（CES-D）で調査したところ，うつ症状によるED発生のオッズ比は1.82と強い相関があった[110]。

　また，わが国の4都市に居住する40～64歳の男性1,419名を対象に，IIEF-5で勃起機能を，Hospital Anxiety and Depression Scales（HADS）でうつ症状を調べた研究によると，オッズ比は2.02であり，MMASと同様に強い相関を認めた[111]。

　フィンランドのTampere市における5年間にわたる縦断調査がある[112]。1994年と1999年に質問票（うつ症状はMental Health Inventory短縮版）を送付し，両時点の調査に有効回答を寄せた1,380名の地域住民（ベースラインの1994年時点で，50歳，60歳，70歳であったもの）を対象としている。フォローアップ中のED発生率は，ベースラインでうつ症状があった群では59/1,000人年なのに対して，ベースラインでうつ症状がなかった群では37/1,000人年であった。また，逆にフォローアップ中のうつ症状発生率は，ベースラインでEDがあった群では20/1,000人年なのに対して，ベースラインでEDがなかった群では11/1,000人年であった。したがって，EDとうつとは双方向性があると考えられる[112]。

　うつ症状と心血管疾患とEDの3者が共存しやすいことが指摘されており，ED患者を外来に迎えた場合，うつと心血管疾患の合併を念頭に置いた診療が推奨されている[113]。また，心的外傷後ストレス障害（PTSD）によってED発生率が高まることが知られている[114]。

# 11 薬剤

### 1）降圧薬

　降圧薬の勃起機能に与える影響に関する総説はオリジナル論文の数をはるかに超えている。結論として，降圧薬による薬剤性のEDなのか，上述したようなリスクファクターとしての高血圧そのものによるEDなのか，あるいはその両者なのかは結論が出ていない[115]。

　薬剤別では，利尿薬，β遮断薬，Ca拮抗薬は勃起機能への悪影響を示唆する報告が多く，α遮断薬，アンジオテンシン変換酵素（ACE）阻害薬に関しては影響がなく，アンジオテンシンII受容体拮抗薬（ARB）に関しては，保護的に働くという報告が多いようである[115]。高血圧自体がEDのリスクファクターであり，降圧薬による薬剤性の可能性も除外できないので，高血圧患者に対する薬物療法開始前とフォローアップ中には勃起機能のチェックを行うべきである[115]。

### 2）抗うつ薬

　抗うつ薬による性機能障害を調査したメタアナリシスの ED の発生率をみると，セロトニン再取り込み阻害薬（serotonin reuptake inhibitor: SRI）であるパロキセチンで 64.51％，同じくセルトラリンで 67.05％，セロトニン・ノルアドレナリン再取り込み阻害薬（serotonin noradrenaline reuptake inhibitor: SNRI）であるベンラファキシンで 75％と報告されている[116]。ところが，ボストン地区のコホート研究である BACH（Boston Area Community Health）研究によると，ベンゾジアゼピンでは調整オッズ比が 2.34，三環系抗うつ薬では 3.35 と有意だが，SRI/SNRI では有意な関連は見出せなかったとされている[117]。

　いずれにせよ，抗うつ薬による治療を受けている患者が抗うつ薬で ED が発生したと自覚した場合には服薬コンプライアンスが低下し，治療が失敗に終わる事態となるので注意が必要である[118]。

　さらに SRI に関しては，薬剤中止後も性機能障害が持続する post-SSRI sexual dysfunctions（PSSD）という病態が存在することが明らかになっている[119]。PSSD の発生の前に外陰部の知覚障害が先行することが多いとされている[119]。

### 3）前立腺肥大症治療薬（α遮断薬と 5α還元酵素阻害薬）

　α遮断薬に関しては，射精障害が多く報告されているが，勃起機能に関しては，影響がないか保護的に働くという報告が多い[120]。

　5α還元酵素阻害薬に関しては，多くの研究で一致して勃起障害を誘発するとされており，その頻度はプラセボ対照の RCT において，フィナステリド（日本では男性型脱毛症にのみ使用されている）で 3.4〜15.8％（プラセボ 1.7〜6.3％），デュタステリドで 1.7〜11％（同 1.2〜3％）である[120]。また，中止後も勃起障害が持続したという報告も数多くあり，慎重な使用が望まれる[120]。

### 4）髄腔内バクロフェン（intratechal baclofen: ITB）療法

　脊髄損傷患者の痙性治療に用いられる特殊な治療法であるが，ED を高頻度に起こすことが確実とされている[121, 122]。注入用のポンプ植え込み手術の前に十分に患者と勃起機能に関して相談することが求められる[122]。

### 5）非ステロイド性抗炎症薬（non-steroidal anti-inflammatory durgs: NSAIDs）

　本ガイドライン 2012 年版[2]では，薬剤性 ED を起こす可能性があると記載したが，大規模な前向きコホート研究である前立腺癌予防試験（Prostate Cancer Prevention Trial: PCPT）のプラセボ群 4,726 名のサブ解析によると，以前の報告は他の薬剤や関節炎などの交絡因子による可能性が高いので，関連性は薄いと考えられる[123]。

## *12* 睡眠時無呼吸症候群

5つの観察研究を統合したメタアナリシスがある。睡眠時無呼吸症候群（sleep apnea syndrome: SAS）の患者532名と対照302名の統合リスク比は1.82で有意であった[124]。

SASに対する治療によってEDも改善する。CPAP（continuous positive airway pressure）治療と抗うつ薬による2群を比較した1カ月間のRCTによると，CPAP群では有意にIIEF-5スコアが改善したが，抗うつ薬群では改善がみられなかったとしている[125]。CPAPの効果は長期に継続するようで，ベースラインでEDであった91名のSAS患者を平均3年フォローアップした研究では，CPAP使用群で非使用群に比べ有意にIIEFスコアが改善していた[126]。CPAPによるED改善患者の割合は，およそ30％とされる[127]。なお，PDE5阻害薬単独によるSAS患者のED治療は呼吸データの悪化と心機能への悪影響が危惧され，推奨されない[127]。

SASによるEDの発生機序に関しては，いくつかの仮説がある。すなわち，SASによって睡眠障害が起きる結果，REM睡眠が障害され，それがREM睡眠期に起こる夜間勃起現象を障害し，海綿体の酸素化が障害されるという説，テストステロンの低下説，交感神経の過剰興奮説，海綿体の血管内皮機能の障害説などであるが，決定的なものはない[127]。

### 参考文献

1) McCabe MP, Sharip ID, Lewis R, Atalla E, Balon R, Fisher AD, Laumann E, Lee SW, Segraves RT. Risk factors for sexual dysfunction among women and men: a consensus statement from the Fourth International Consultation on Sexual Medicine 2015. *J Sex Med* 2016; 13: 153–167
2) 日本性機能学会ED診療ガイドライン2012年版作成委員会編. ED診療ガイドライン［2012年版］. リッチヒルメディカル, 2012
3) Feldman HA, Goldstein I, Hatzichristou DG, Krane RJ, McKinlay JB. Impotence and its medical and psychosocial correlates: results of the Massachusetts Male Aging Study. *J Urol* 1994; 151: 54–61
4) 丸井英二. わが国におけるEDの疫学とリスクファクター. 医学のあゆみ 2002; 201: 397–400
5) Masumori N, Tsukamoto T, Kumamoto Y, Panser LA, Rhodes T, Girman CJ, Lieber MM, Jacobsen SJ. Decline of sexual function with age in Japanese men compared with American men—results of two community-based studies. *Urology* 1999; 54: 335–345
6) Marumo K, Nakashima J, Murai M. Age-related prevalence of erectile dysfunction in Japan: assessment by the International Index of Erectile Function. *Int J Urol* 2001; 8: 53–59
7) Sasayama S, Ishii N, Ishikura F, Kamijima G, Ogawa S, Kanmatsuse K, Kimoto Y, Sakuma I, Nonogi H, Matsumori A, Yamamoto Y. Men's Health Study: epidemiology of erectile dysfunction and cardiovascular disease. *Circ J* 2003; 67: 656–659
8) Terai A, Ichioka K, Matsui Y, Yoshimura K. Association of lower urinary tract symptoms with erectile dysfunction in Japanese men. *Urology* 2004; 64: 132–136
9) Amano T, Earle C, Imao T, Takemae K. Are urge incontinence and aging risk factors of erectile dysfunction in patients with lower urinary tract symptoms? *Aging Male* 2016; 19: 54–57
10) Malavige LS, Levy JC. Erectile dysfunction in diabetes mellitus. *J Sex Med* 2009; 6: 1232–1247
11) Binmoammar TA, Hassounah S, Alsaad S, Rawaf S, Majeed A. The impact of poor glycemic control on the prevalence of erectile dysfunction in men with type 2 diabetes mellitus: a systematic review. *JRSM Open* 2016; 7 (3): 2054270415622602

12) Furukawa S, Sakai T, Niiya T, Miyaoka H, Miyake T, Yamamoto S, Maruyama K, Ueda T, Senba H, Todo Y, Torisu M, Minami H, Onji M, Tanigawa T, Matsuura B, Hiasa Y, Miyake Y. Diabetic peripheral neuropathy and prevalence of erectile dysfunction in Japanese patients aged ＜65 years with type 2 diabetes mellitus: The Dogo Study. *Int J Impot Res* 2017; 29: 30-34

13) Fukui M, Tanaka M, Okada H, Iwase H, Mineoka Y, Senmaru T, Ohnishi M, Mogami S, Kitagawa Y, Yamazaki M, Hasegawa G, Nakamura N. Five-item version of the International Index of Erectile Function correlated with albuminuria and subclinical atherosclerosis in men with type 2 diabetes. *J Atheroscler Thromb* 2011; 18: 991-997

14) Skeldon SC, Detsky AS, Goldenberg SL, Law MR. Erectile dysfunction and undiagnosed diabetes, hypertension, and hypercholesterolemia. *Ann Fam Med* 2015; 13: 331-335

15) Hackett G, Kell P, Ralph D, Dean J, Price D, Speakman M, Wylie K; British Society for Sexual Medicine. British Society for Sexual Medicine guidelines on the management of erectile dysfunction. *J Sex Med* 2008; 5: 1841-1865

16) Hackett G, Krychman M, Baldwin D, Bennett N, El-Zawahry A, Graziottin A, Lukasiewicz M, Mcvary K, Sato Y, Incrocci L. Coronary heart disease, diabetes, and sexuality in men. *J Sex Med* 2016; 13: 887-904

17) Bacon CG, Mittleman MA, Kawachi I, Giovannucci E, Glasser DB, Rimm EB. A prospective study of risk factors for erectile dysfunction. *J Urol* 2006; 176: 217-221

18) Derby CA, Mohr BA, Goldstein I, Feldman HA, Jahannes CB, McKinlay JB. Modifiable risk factors and erectile dysfunction: can lifestyle changes modify risk? *Urology* 2000; 56: 302-306

19) Cheng JY, Ng EM, Ko JS, Chen RY. Physical activity and erectile dysfunction: meta-analysis of population-based studies. *Int J Impot Res* 2007; 19: 245-252

20) Hsiao W, Shrewsberry AB, Moses KA. Exercise is associated with better erectile function in men under 40 as evaluated by the International Index of Erectile Function. *J Sex Med* 2012; 9: 524-530

21) Kratzik CW, Lackner JE, Märk I, Rücklinger E, Schmidbauer J, Lunglmayr G, Schatzl G. How much physical activity is needed to maintain erectile function? Results of the Androx Vienna Municipality Study. *Eur Urol* 2009; 55: 509-516

22) Esposito K, Giugliano F, Di Palo C, Giugliano G, Marfella R, D'Andrea F, D'Armiento M, Giugliano D. Effect of lifestyle changes on erectile dysfunction in obese men: a randomized controlled trial. *JAMA* 2004; 291: 2978-2984

23) Maio G, Saraeb S, Marchiori A. Physical activity and PDE5 inhibitors in the treatment of erectile dysfunction: results of a randomized controlled study. *J Sex Med* 2010; 7: 2201-2208

24) Rosen RC, Fisher WA, Eardley I, Niederberger C, Nadel A, Sand M. The multinational Men's Attitudes to Life Events and Sexuality（MALES）study: I. prevalence of erectile dysfunction and related health concerns in the general population. *Curr Med Res Opin* 2004; 20: 607-617

25) Giuliano FA, Leriche A, Jaudinot EO, de Gendre AS. Prevalence of erectile dysfunction among 7689 patients with diabetes or hypertension, or both. *Urology* 2004; 64: 1196-1201

26) Aranda P, Ruilope LM, Calvo C, Luque M, Coca A, Gil de Miguel A. Erectile dysfunction in essential arterial hypertension and effects of sildenafil: results of a Spanish national study. *Am J Hypertens* 2004; 17: 139-145

27) Ning L, Yang L. Hypertension might be a risk factor for erectile dysfunction: a meta-analysis. *Andrologia* 2017; 49 (4). doi: 10.1111/and.12644 Epub 2016 Aug 5

28) Burchardt M, Burchardt T, Baer L, Kiss AJ, Pawar RV, Shabsigh A, de la Taille A, Hayek OR, Shabsigh R. Hypertension is associated with severe erectile dysfunction. *J Urol* 2000; 164: 1188-1191

29) Sun P, Swindle R. Are men with erectile dysfunction more likely to have hypertension than men without erectile dysfunction? A naturalistic national cohort study. *J Urol* 2005; 174: 244-248

30) Pritzker MR. The penile stress test: a window to the hearts of man? *Circulation* 1999; 100 (Suppl 1): I-711（Abstract）

31) 川西泰夫, 木村和哲, 山口邦久, 中達弘能, 岸本大輝, 小島圭司, 山本 明, 沼田 明, 十河泰司. 勃起不全患者の虚血性心疾患について. 日泌尿会誌 2000; 91: 708-714

32) Kim SW, Paick J, Park DW, Chae I, Oh B. Potential predictors of asymptomatic ischemic heart disease

in patients with vasculogenic erectile dysfunction. *Urology* 2001; 58: 441-445

33) Shamloul R, Ghanem HM, Salem A, Elnashaar A, Elnaggar W, Darwish H, Mousa AA. Correlation between penile duplex findings and stress electrocardiography in men with erectile dysfunction. *Int J Impot Res* 2004; 16: 235-237

34) Vlachopoulos C, Rokkas K, Ioakeimidis N, Aggeli C, Michaelides A, Roussakis G, Fassoulakis C, Askitis A, Stefanadis C. Prevalence of asymptomatic coronary artery disease in men with vasculogenic erectile dysfunction: a prospective angiographic study. *Eur Urol* 2005; 48: 996-1003

35) Jackson G, Padley S. Erectile dysfunction and silent coronary artery disease: abnormal computed tomography coronary angiogram in the presence of normal exercise ECGs. *Int J Clin Pract* 2008; 62: 973-976

36) Mulhall J, Teloken P, Barnas J. Vasculogenic erectile dysfunction is a predictor of abnormal stress echocardiography. *J Sex Med* 2009; 6: 820-825

37) Montorsi F, Briganti A, Salonia A, Rigatti P, Margonato A, Macchi A, Galli S, Ravagnani PM, Montorsi P. Erectile dysfunction prevalence, time of onset and association with risk factors in 300 consecutive patients with acute chest pain and angiographically documented coronary artery disease. *Eur Urol* 2003; 44: 360-365

38) Kloner RA, Mullin SH, Shook T, Matthews R, Mayeda G, Burstein S, Peled H, Pollick C, Choudhary R, Rosen R, Padma-Nathan H. Erectile dysfunction in the cardiac patient: how common and should we treat? *J Urol* 2003; 170: S46-S50

39) Solomon H, Man JW, Wierzbicki AS, Jackson G. Relation of erectile dysfunciton to angiographic coronary artery disease. *Am J Cardiol* 2003; 91: 230-231

40) Montorsi P, Ravagnani PM, Galli S, Rotatori F, Veglia F, Briganti A, Salonia A, Dehò F, Rigatti P, Montorsi F, Fiorentini C. Association between erectile dysfunciotn and coronary artery disease. Role of coronary clinical presentation and extent of coronary vessels involvement: the COBRA trial. *Eur Heart J* 2006; 27: 2632-2639

41) Hodges LD, Kirby M, Solanki J, O'Donnell J, Brodie DA. The temporal relationship between erectile dysfunction and cardiovascular disease. *Int J Clin Pract* 2007; 61: 2019-2025

42) Shi H, Zhang FR, Zhu CX, Wang S, Li S, Chen SW. Incidence of changes and predictive factors for sexual function after coronary stenting. *Andrologia* 2007; 39: 16-21

43) Foroutan SK, Rajabi M. Erectile dysfunction in men with angiographically documented coronary artery disease. *Urol J* 2007; 4: 28-32

44) Vlachopoulos CV, Terentes-Printzios DG, Ioakeimidis NK, Aznaouridis KA, Stefanadis CI. Prediction of cardiovascular events and all-cause mortality with erectile dysfunction: a systematic review and meta-analysis of cohort studies. *Circ Cardiovasc Qual Outcomes* 2013; 6: 99-109

45) Parazzini F, Menchini FF, Bortolotti A, Calabrò A, Chatenoud L, Colli E, Landoni M, Lavezzari M, Turchi P, Sessa A, Mirone V. Frequency and determinants of erectile dysfunction in Italy. *Eur Urol* 2000; 37: 43-49

46) Blanker MH, Bohnen AM, Groeneveld FP, Bernsen RM. Prins A, Thomas S, Bosch JL. Correlates for erectile and ejaculatory dysfunction in older Dutch men: a community-based study. *J Am Geriatr Soc* 2001; 49: 436-442

47) Martin-Morales A, Sanchez-Cruz JJ, Saenz de Tejada I, Rodriguez-Vela L, Jimenez-Cruz JF, Burgos-Rodrigez R. Prevalence and independent risk factors for erectile dysfunction in Spain: results of the Epidemiologia de la Disfuncion Erectil Masculina Study. *J Urol* 2001; 166: 569-574

48) Lam TH, Abdullah AS, Ho LM, Yip AW, Fan S. Smoking and sexual dysfunction in Chinese males: findings from Men's Health Survey. *Int J Impot Res* 2006; 18: 364-369

49) Weber MF, Smith DP, O'Connell DL, Patel MI, de Souza PL, Sitas F, Banks E. Risk factors for erectile dysfunction in a cohort of 108477 Australian men. *Med J Aust* 2013; 199: 107-111

50) Feldman HA, Jahannes CB, Derby CA, Kleinman KP, Mohr BA, Araujo AB, McKinlay JB. Erectile dysfunction and coronary risk factors: prospective results from the Massachusetts Male Aging Study. *Prev Med* 2000; 30: 328-338

51) Cao S, Yin X, Wang Y, Zhou H, Song F, Lu Z. Smoking and risk of erectile dysfunction: systematic review of observational studies with meta-analysis. *PLoS One* 2013; 8: e60443

52) Millett C, Wen LM, Rissel C, Smith A, Richters J, Grulich A, de Visser R. Smoking and erectile dysfunction: findings from a representative sample of Australian men. *Tob Control* 2006; 15: 136–139

53) He J, Reynolds K, Chen J, Chen CS, Wu X, Duan X, Reynolds R, Bazzano LA, Whelton PK, Gu D. Cigarette smoking and erectile dysfunction among Chinese men without clinical vascular disease. *Am J Epidemiol* 2007; 166: 803–809

54) Kupelian V, Link CL, McKinlay JB. Association between smoking, passive smoking, and erectile dysfunction: results from the Boston Area Community Health (BACH) Survey. *Eur Urol* 2007; 52: 416–422

55) Cao S, Gan Y, Dong X, Liu J, Lu Z. Association of quantity and duration of smoking with erectile dysfunction: a dose-response meta-analysis. *J Sex Med* 2014; 11: 2376–2384

56) Biebel MG, Burnett AL, Sadeghi-Nejad H. Male sexual function and smoking. *Sex Med Rev* 2016; 4: 366–375

57) Mersdorf A, Goldsmith PC, Diederichs W, Padula CA, Lue T, Fishman IJ, Tanagho EA. Ultrastructural changes in impotent penile tissue: a comparison of 65 patients. *J Urol* 1991; 145: 749–758

58) Corona G, Isidori AM, Aversa A, Burnett AL, Maggi M. Endocrinologic control of men's sexual desire and arousal/erection. *J Sex Med* 2016; 13: 317–337

59) Isidori AM, Buvat J, Corona G, Goldstein I, Jannini EA, Lenzi A, Porst H, Salonia A, Traish AM, Maggi M. A critical analysis of the role of testosterone in erectile function: from pathophysiology to treatment—a systematic review. *Eur Urol* 2014; 65: 99–112

60) Kupelian V, Shabsigh R, Travison TG, Page ST, Araujo AB, McKinlay JB. Is there a relationship between sex hormones and erectile dysfunction? Results from the Massachusetts Male Aging Study. *J Urol* 2006; 176: 2584–2588

61) Chung E, De Young L, Brock GB. Investigative models in erectile dysfunction: a state-of-the-art review of current animal models. *J Sex Med* 2011; 8: 3291–3305

62) Fode M, Sønksen J. Sexual function in elderly men receiving androgen deprivation therapy (ADT). *Sex Med Rev* 2014; 2: 36–46

63) Trost LW, Serefoglu E, Gokce A, Linder BJ, Sartor AO, Hellstrom WJ. Androgen deprivation therapy impact on quality of life and cardiovascular health, monitoring therapeutic replacement. *J Sex Med* 2013; 10 (Suppl 1): 84–101

64) Navaneethan SD, Vecchio M, Johnson DW, Saglimbene V, Graziano G, Pellegrini F, Lucisano G, Craig JC, Ruospo M, Gentile G, Manfreda VM, Querques M, Stroumza P, Torok M, Celia E, Gelfman R, Ferrari JN, Bednarek-Skublewska A, Dulawa J, Bonifati C, Hegbrant J, Wollheim C, Jannini EA, Strippoli GF. Prevalence and correlates of self-reported sexual dysfunction in CKD: a meta-analysis of observational studies. *Am J Kidney Dis* 2010; 56: 670–685

65) Naya Y, Soh J, Ochiai A, Mizutani Y, Ushijima S, Kamoi K, Ukimura O, Kawauchi A, Fujito A, Ono T, Iwamoto N, Aoki T, Imada N, Marumo K, Murai M, Miki T. Significant decrease of the International Index of Erectile Function in male renal failure patients treated with hemodialysis. *Int J Impot Res* 2002; 14: 172–177

66) Kaufman JM, Hatzichristou DG, Mulhall JP, Fitch WP, Goldstein I. Impotence and chronic renal failure: a study of the hemodynamic pathology. *J Urol* 1994; 151: 612–618

67) Campese VM, Procci WR, Levitan D, Romoff MS, Goldstein DA, Massry SG. Autonomic nervous system dysfunction impotence in uremia. *Am J Nephrol* 1982; 2: 140–143

68) Nogués MA, Starkstein S, Dávalos M, Berthier M, Leiguarda R, García H. Cardiovascular reflexes and pudendal evoked responses in chronic hemodialysis patients. *Funct Neurol* 1991; 6: 359–365

69) Palmer BF. Sexual dysfunction in uremia. *J Am Soc Nephrol* 1999; 10: 1381–1388

70) 鈴木伸和, 熊本悦明. 男性透析患者の性機能の研究―勃起障害の原因分析―. 日泌尿会誌 1995; 86: 1098–1107

71) Palmer BF. Sexual dysfunction in men and women with chronic kidney disease and end-stage kidney disease. *Adv Ren Replace Ther* 2003; 10: 48–60

72) Vallance P, Leone A, Calver A, Collier J, Moncada S. Accumulation of an endogenous inhibitor of

nitric oxide synthesis in chronic renal failure. *Lancet* 1992; 339: 572–575
73) Procci WR. The study of sexual dysfunction in uremic males: problems for patients and investigators. *Clin Exp Dial Apheresis* 1983; 7: 289–302
74) Procci WR, Goldstein DA, Adelstein J, Massry SG. Sexual dysfunction in the male patient with uremia: a reappraisal. *Kid Int* 1981; 19: 317–323
75) Rosen RC, Altwein J, Boyle P, Kirby RS, Lukacs B, Meuleman E, O'Leary MP, Puppo P, Robertson C, Giuliano F. Lower urinary tract symptoms and male sexual dysfunction: the multinational survey of the aging male (MSAM-7). *Eur Urol* 2003; 44: 637–649
76) Basson R, Incrocci L, Rees P, Wang R, Morales AM, Schover L, Krychman M, Montejo AL, Sadovsky R. Sexual function in chronic illness and cancer. In: Montorsi F, Basson R, Adaikan G, Becher E, Clayton A, Giuliano F, Khoury S, Sharlip I eds. Sexual medicine. Sexual dysfunctions in men and women. Edition 2010. Paris: Editions 21, 2010: 403–495
77) McVary KT, McKenna KE. The relationship between erectile dysfunction and lower urinary tract symptoms: epidemiological, clinical, and basic science. *Curr Urol Rep* 2004; 5: 251–257
78) Lue TF. Neurogenic erectile dysfunction. *Clin Auton Res* 2001; 11: 285–294
79) Rees PM, Fowler CJ, Maas CP. Sexual function in men and women with neurological disorders. *Lancet* 2007; 369: 512–525
80) Sakakibara R, Uchiyama T, Yamanishi T, Kishi M. Genitourinary dysfunction in Parkinson's disease. *Mov Disord* 2010; 25: 2–12
81) Zorzon M, Zivadinov R, Bosco A, Bragadin LM, Moretti R, Bonfigli L, Morassi P, Iona LG, Cazzato G. Sexual dysfunction in multiple sclerosis: a case-control study. I. Frequency and comparison of groups. *Mult Scler* 1999; 5: 418–427
82) Bener A, Al-Hamaq AO, Kamran S, Al-Ansari A. Prevalence of erectile dysfunction in male stroke patients, and associated co-morbidities and risk factors. *Int Urol Nephrol* 2008; 40: 701–708
83) Nikoobakht M, Motamedi M, Orandi A, Meysamie A, Emamzadeh A. Sexual dysfunction in epileptic men. *Urol J* 2007; 4: 111–117
84) Bronner G, Royter V, Korczyn AD, Giladi N. Sexual dysfunction in Parkinson's disease. *J Sex Marital Ther* 2004; 30: 95–105
85) Papatsoris AG, Deliveliotis C, Singer C, Papapetropoulos S. Erectile dysfunction in Parkinson's disease. *Urology* 2006; 67: 447–451
86) Beck RO, Betts CD, Fowler CJ. Genitourinary dysfunction in multiple system atrophy: clinical features and treatment in 62 cases. *J Urol* 1994; 151: 1336–1341
87) Kirchhof K, Apostolidis AN, Mathias CJ, Fowler CJ. Erectile and urinary dysfunction may be the presenting features in patients with multiple system atrophy: a retrospective study. *Int J Impot Res* 2003; 15: 293–298
88) Smaldone M, Sukkarieh T, Reda A, Khan A. Epilepsy and erectile dysfunction: a review. *Seizure* 2004; 13: 453–459
89) Brown RG, MacCarthy B, Gotham AM, Der GJ, Marsden CD. Depression and disability in Parkinson's disease: a follow-up of 132 cases *Psychol Med* 1988; 18: 49–55
90) Sorensen MD, Wessells H, Rivara FP, Zonies DH, Jurkovich GJ, Wang J, MacKenzie EJ. Prevalence and predictors of sexual dysfunction 12 months after major trauma: a national study. *J Trauma* 2008; 65: 1045–1053
91) Biering-Sørensen F, Sønksen J. Penile erection in men with spinal cord or cauda equina lesions. *Semin Neurol* 1992; 12: 98–105
92) Baran C, Mitchell GC, Hellstrom WJG. Cycling-related sexual dysfunction in men and women: a review. *Sex Med Rev* 2014; 2: 93–101
93) Michiels M, Van de Aa F. Bicycle riding and the bedroom: can riding a bicycle cause erectile dysfunction? *Urology* 2015; 85: 725–730
94) Hollingworth M, Harper A, Hamer M. An observational study of erectile dysfunction, infertility, and prostate cancer in regular cyclists: cycling for health UK study. *JOMH* 2014; 2: 75–79
95) Ficarra V, Novara G, Ahlering TE, Costello A, Eastham JA, Graefen M, Guzzoni G, Menon M, Mottrie A, Patel VR, Van der Poel H, Rosen RC, Tewari AK, Wilson TG, Zattoni F, Montorsi F. Systematic

review and meta-analysis of studies reporting potency rates after robot-assisted radical prostatectomy. *Eur Urol* 2012; 62: 418-430

96) Schauer I, Keller E, Müller A, Madersbacher S. Have rates of erectile dysfunction improved within the past 17 years after radical prostatectomy? A systematic analysis of the control arms of prospective randomized trials on penile rehabilitation. *Andrology* 2015; 3: 661-665

97) Walz J, Burnett AL, Costello AJ, Eastham JA, Graefen M, Guilonneau B, Menon M, Montorsi F, Myers RP, Rocco B, Villers A. A critical analysis of the current knowledge of surgical anatomy related to optimization of cancer control and preservation of continence and erection in candidates for radical prostatectomy. *Eur Urol* 2010; 57: 179-192

98) Masterson TA, Serio AM, Mulhall JP, Vickers AJ, Eastham JA. Modified technique for neurovascular bundle preservation during radical prostatectomy: association between technique and recovery of erectile dysfunction. *BJU Int* 2008; 101: 1217-1222

99) Modh RA, Mulhall JP, Gilbert SM. Sexual dysfunction following cystectomy and urinary diversion. *Nat Rev Urol* 2014; 11: 445-453

100) Månsson A, Davidsson T, Hunt S, Månsson W. The quality of life in men after radical cystectomy with a continent cutaneous diversion or orthotopic bladder substitution: is there a difference? *BJU Int* 2002; 90: 386-390

101) Kikuchi E, Horiguchi Y, Nakashima J, Ohigashi T, Oya M, Nakagawa K, Miyajima A, Murai M. Assessment of long-term quality of life using the FACT-BL questionnaire in patients with an ileal conduit, continent reservoir, or orthotopic neobladder. *Jpn J Clin Oncol* 2006; 36: 712-716

102) Traa MJ, De Vries J, Roukema JA, Den Oudsten BL. Sexual(dys)function and the quality of sexual life in patients with colorectal cancer: a systematic review. *Ann Oncol* 2012; 23: 19-27

103) Jayne DG, Brown JM, Thorpe H, Walker J, Quirke P, Guillou PJ. Bladder and sexual function following resection for rectal cancer in a randomized clinical trial of laparoscopic versus open technique. *Br J Surg* 2005; 92: 1124-1132

104) Andersson J, Abis G, Gellerstedt M, Angenete E, Angerås U, Cuesta MA, Jess P, Rosenberg J, Bonjer HJ, Haglind E. Patient-reported genitourinary dysfunction after laparoscopic and open rectal cancer surgery in a randomized trial(COLOR II). *Br J Surg* 2014; 101: 1272-1279

105) Pocard M, Zinzindohoue F, Haab F, Caplin S, Parc R, Tiret E. A prospective study of sexual and urinary function before and after total mesorectal excision with autonomic nerve preservation for rectal cancer. *Surgery* 2002; 131: 368-372

106) Akasu T, Sugihara K, Moriya Y. Male urinary and sexual functions after mesorectal excision alone or in combination with extended lateral pelvic lymph node dissection for rectal cancer. *Ann Surg Oncol* 2009; 16: 2779-2786

107) Celentano V, Fabbrocile G, Luglio G, Antonelli G, Tarquini R, Bucci L. Prospective study of sexual dysfunction in men with rectal cancer: feasibility and results of nerve sparing surgery. *Int J Colorectal Dis* 2010; 25: 1441-1445

108) Liu Z, Huang M, Kang L, Wang L, Lan P, Cui J, Wang J. Prognosis and postoperative genital function of function-preservative surgery of pelvic autonomic nerve preservation for male rectal cancer patients. *BMC Surg* 2016; 6: 12.doi:10.1186/s12893-016-0127-4

109) Laumann EO, Paik A, Rosen RC. Sexual dysfunction in the United States: prevalence and predictors. *JAMA* 1999; 281: 537-544

110) Araujo A, Durante R, Feldman H, Goldstein I, McKinlay JB. The relationship between depressive symptoms and male erectile dysfunction: cross-sectional results from the Massachusetts Male Aging Study. *Psychosom Med* 1998; 60: 458-465

111) Sugimori H, Yoshida K, Tanaka T, Baba K, Nishida T, Nakazawa R, Iwamoto T. Relationships between erectile dysfunction, depression, and anxiety in Japanese subjects. *J Sex Med* 2005; 2: 390-396

112) Shiri R, Koskimäki J, Tammela TL, Häkkinen J, Auvinen A, Hakama M. Bidirectional relationship between depression and erectile dysfunction. *J Urol* 2007; 177: 669-673

113) Goldstein I. The mutually reinforcing triad of depressive symptoms, cardiovascular disease, and erectile dysfunction. *Am J Cardiol* 2000; 86(suppl): 41F-45F

114) Tran JK, Dunckel G, Teng EJ. Sexual dysfunction in veterans with post-traumatic stress disorder. *J*

*Sex Med* 2015; 12: 847–855
115) La Torre A, Giupponi G, Duffy D, Conca A, Catanzariti D. Sexual dysfunction related to drugs: a critical review. Part IV: cardiovascular drugs. *Pharmacopsychiatry* 2015; 48: 1–6
116) Serretti A, Chiesa A. Treatment-emergent sexual dysfunction related to antidepressants: a meta-analysis. *J Clin Psychopharmacol* 2009; 29: 259–266
117) Kupelian V, Hall SA, McKinlay JB. Common prescription medication use and erectile dysfunction: results from the Boston Area Community Health (BACH) survey. *BJU Int* 2013; 112: 1178–1187
118) National Depressive Manic-Depressive Association. Beyond Diagnosis: A Landmark Survey of Depression and Treatment. Chicago, Ill: National Depressive and Manic-Depressive Association, 2000
119) Reisman Y. Sexual consequences of post-SSRI syndrome. *Sex Med Rev* 2017; 5: 429–433
120) La Torre A, Giupponi G, Duffy D, Conca A, Cai T, Scardigli A. Sexual dysfunction related to drugs: a critical review. Part V: α-blocker and 5-ARI drugs. *Pharmacopsychiatry* 2016; 49: 3–13
121) Jones ML, Leslie DP, Bilsky G, Bowman B. Effects of intrathecal baclofen on perceived sexual functioning in men with spinal cord injury. *J Spinal Cord Med* 2008; 31: 97–102
122) Calabrò RS, D'Aleo G, Sessa E, Leo A, De Cola MC, Bramanti P. Sexual dysfunction induced by intrathecal baclofen administration: is this the price to pay for severe spasticity management? *J Sex Med* 2014; 11: 1807–1815
123) Patel DP, Schenk JM, Darke A, Myers JB, Brant WO, Hotaling JM. Non-steroidal anti-inflammatory drug (NSAID) use is not associated with erectile dysfunction risk: results from the Prostate Cancer Prevention Trial. *BJU Int* 2016; 117: 500–506
124) Liu L, Kang R, Zhao S, Zhang T, Zhu W, Li E, Li F, Wan S, Zhao Z. Sexual dysfunction in patients with obstructive sleep apnea: a systematic review and meta-analysis. *J Sex Med* 2015; 12: 1992–2003
125) Taskin U, Yigit O, Acioglu E, Aricigil M, Toktas G, Guzelhan Y. Erectile dysfunction in severe sleep apnea patients and response to CPAP. *Int J Impot Res* 2010; 22: 134–139
126) Budweiser S, Luigart R, Jörres RA, Kollert F, Kleemann Y, Wieland WF, Pfeifer M, Arzt M. Long-term changes of sexual function in men with obstructive sleep apnea after initiation of continuous positive airway pressure. *J Sex Med* 2013; 10: 524–531
127) Campos-Juanatey F, Fernandez-Barriales M, Gonzalez M, Portillo-Martin JA. Effects of obstructive sleep apnea and its treatment over the erectile function: a systematic review. *Asian J Androl* 2016; 18: 1–8

# 5 診断

## *1* ED 診断のアルゴリズム
（非専門医の行う範囲）(EAU ガイドライン[1]を改変)

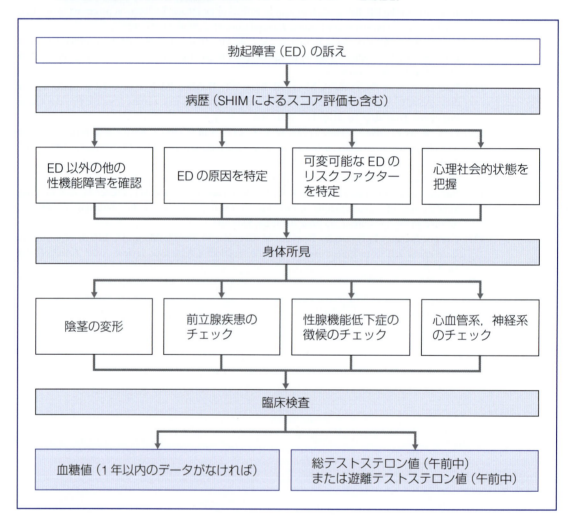

## 2 基本評価

### 1) 診察室の環境など

わが国では，特にプライバシーの確保と時間の確保が問題である。外部に音の漏れない診察室で，十分な時間をかけ，くつろいだ雰囲気での診察が望ましい。

パートナーを評価・治療方針の決定に関与させることが望ましい。初診時にパートナーが同伴していない場合は，次回診察時に同伴してもらうことが望ましい。くつろいだ雰囲気での診察により，性歴，特に患者が気づいていない問題点の聴取が容易になる。そして，本人とパートナーに対して診断方法や治療方法の説明も容易になる。

### 2) 病歴

過去と現在の性的関係，現在の感情，発生と経過，治療歴を聴取する。

性的刺激時の勃起および早朝勃起時の陰茎硬度と持続時間を記載する。性欲，射精，オルガズムについても記載する。

心理的要因や対人関係（たとえば，不安，うつ状態，悩みなど）も原因として重要である。異性間の対人関係が原因の背景にある可能性があるので，過去および現在のパートナーとの関係についても注意深く問診する必要がある。

なお，心理的要因の把握に際して，自己記入式の心理テスト〔Cornell Medical Index（CMI 健康調査票），Taylor の Manifest Anxiety Scale（MAS），Self-Rating Questionnaire for Depression（SRQ-D）〕などを用いると有用であるという報告もある[2]。

### 3) 勃起機能問診票

問診の際には SHIM（付録 3）を使用すると有用であるが，治療効果判定には IIEF（IIEF-15）もしくは，IIEF の EF ドメイン（IIEF-6）（付録 1，4）を使用することが望ましい[3]。ただし，これらの問診票は，決して丁寧な病歴聴取の代用とはならない[1]。また，より簡便な Erection Hardness Score（EHS，付録 6）を用いてもよい。（p.35～41 参照）

### 4) 合併症

前述のリスクファクター（p.10 参照）にあげた疾患以外にも，前立腺全摘除術などの骨盤内の手術および後腹膜，脊椎や脊髄の手術，骨盤や後腹膜の放射線療法，中枢神経系疾患（多発性硬化症，パーキンソン病，腫瘍，脳卒中，椎間板ヘルニア，脊髄疾患など），末梢性疾患（糖尿病，アルコール依存症，腎臓病，多発性神経炎など），排尿障害（IPSS を使用，p.42 付録 7），睡眠障害などをチェックする。

器質性か心因性かを鑑別するうえで，心血管疾患の存在の有無は重要である。

### 5) 薬物・嗜好品

　リスクファクターの章 (p.19 参照) で記載した薬剤以外の薬剤でも薬剤性 ED の可能性はあること，治療の第一選択である PDE5 阻害薬に対して禁忌となる薬剤もあることから，すべてもれなくチェックする。喫煙，飲酒についても聞く。

### 6) 運動

　どのような運動 (散歩，ジョギング，ゴルフ，自転車など) をどれくらいの時間，どれくらいの頻度で行うかを聞く。これは，運動不足ではないかを確かめる目的とおおよその心機能を評価するためである。酸素需要に関しては，p.86 の**表7**[4] を参照。

### 7) 身体所見

　身長/体重から BMI を計算，二次性徴のチェック，心血管系 (血圧・脈)・神経学的チェック，外陰部のチェック (陰茎の変形/硬結，精巣の萎縮など)，50歳以上なら前立腺の触診を行うことが望ましい (肥大症・癌のチェック)。

### 8) 臨床検査

　最近1年間のデータがなければ，検尿，随時血糖値などのリスクファクターに関係する項目をチェックする。

　ED 患者全例に対してホルモン検査することは推奨されない[1]。性腺機能低下を疑わせる所見がある場合にのみ，ホルモン検査を行う。まず，午前中に総テストステロン値か遊離テストステロン値のいずれかを測定する (p.16 参照)[注]。テストステロンが低値の場合，プロラクチン値，黄体形成ホルモン (LH) 値，卵胞刺激ホルモン (FSH) 値の測定を追加する。

　1,276名の ED 患者を調べた研究によると[5]，問診で ED の原因が診断されたものが 57%，身体所見で診断されたものが 13.9%，臨床検査で診断されたものが 6.2% で合計 77.1% がプライマリケアのレベルで診断可能であった。残りの 22.9% が以下に述べる特殊検査によって診断されている。

---

注) 国際的には総テストステロン値測定を推奨している[6,7]が，わが国ではいわゆる LOH 症候群の診断の際に参考とする「加齢男性性腺機能低下症候群診療の手引き」[8]において遊離テストステロン値測定を推奨している。

## 3 特殊診断検査

本項の検査は性機能専門医が行うもので,フローチャートの範囲外である。

### 1) 夜間勃起現象(nocturnal penile tumescence: NPT)の評価

通常は3晩連続で測定する。最低でも2晩連続で行う。

リジスキャンプラス(図2)の測定で,陰茎遠位で10分以上持続する少なくとも60%以上の硬度が得られれば正常と判定する[9]。心因性EDと器質性EDの鑑別に有用である。リジスキャンプラスは高価であるので,簡易型のNPT測定装置としてエレクトメーター(株式会社 キースマック)が市販されている。これは陰茎周径の最大増加幅を計測するテープ状の装置であるが,リジスキャンプラスの結果とよく相関するとされている[10]。

なお,労働災害によるEDの認定には,リジスキャンプラスによる夜間勃起現象の評価と次に述べるプロスタグランジン $E_1$ 海綿体注射による血管系の評価が必須とされている[11]。(注:リジスキャンプラスは米国で2013年製造中止となった。その後GOTOP Medicalにより製造が再開され,株式会社 女性医療研究所が輸入を行っている。)

### 2) $PGE_1$ の陰茎海綿体注射(intracavernous injection test: ICI)

プロスタグランジン $E_1$ ($PGE_1$) を陰茎海綿体に注射するもので,通常5~20μgを生理食塩水1mLに溶解して使用する。なるべく細い注射針(27~30G)を用いて左右いずれかの陰茎海綿体内に注入する(図3)。

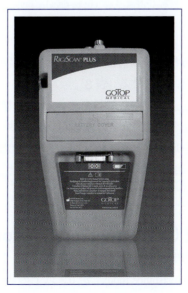

図2　リジスキャンプラス
〔GOTOP Medical, Inc., 輸入元(株)女性医療研究所〕

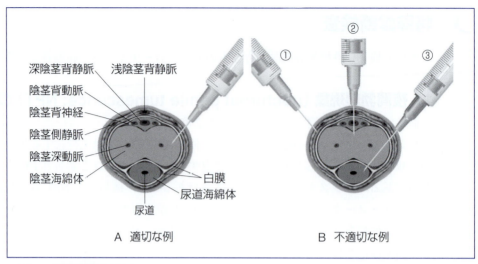

**図3 陰茎海綿体注射**
A 適切な例：注射針が陰茎海綿体内に到達していれば，薬液は抵抗なく注入できる。左右の陰茎海綿体は交通しているため，注射は左右どちらか一方の陰茎海綿体に行えばよい。
B 不適切な例：① 注射針が陰茎海綿体に到達していない。
② 12時方向からの刺入は重要な血管や神経を傷害するので避ける。
③ 針が長いと誤って尿道海綿体に刺入する場合がある。

**表3 レスポンススコア**

| Response 0 | 反応なし |
|---|---|
| Response I | 腫脹はするが硬度・持続ともに不十分 |
| Response II | 硬度は十分であるが，持続しない |
| Response III | 硬度・持続ともに十分 |
| Response IV | 勃起が遷延する（持続勃起） |

血管系の機能が正常であれば，注射後10分以内に勃起が発現し，30分以上持続する[12]。勃起反応は5段階に分類する（**表3**）。

反応が不十分な場合は，動脈血流入不全または静脈閉鎖不全の存在を示唆する[12]。（注：日本では2011年2月23日に注射用プロスタンディン®20が「勃起障害の診断」の効能・効果を取得し，EDの診断薬として保険診療が可能となった。しかし，治療薬としてはいまだ認可に至っておらず，自主臨床研究として施行されているのが現状である[13]。）

### 3）カラードプラ検査（color doppler ultrasound: CDU）

$PGE_1$を海綿体注射し，10分後までのCDUにおいて，収縮期最大血流速度が30 cm/sec以上で，抵抗係数（resistance index）が0.8以上の場合に正常と判断する[14]。

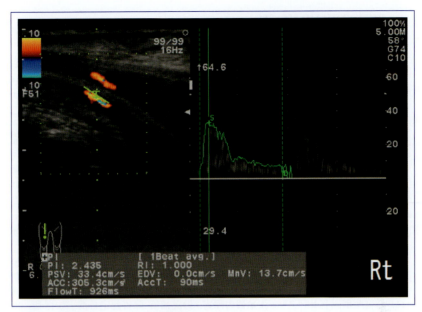

**図4 超音波カラードプラ検査**
PGE$_1$を海綿体注射した後のカラー画像。

図4にPGE$_1$海綿体注射後の結果を示す。

## 4）造影CT，血管撮影，海綿体造影

血行再建手術を考慮している患者に行う検査である[15]。

## 5）精神医学的評価

精神疾患を有する疑いのある患者は，精神科医に紹介すべきである。

また，以下のような場合は精神科医もしくは心療内科医に紹介すべきである[16]。

①明らかな器質的原因が見あたらず，最初の性交機会からEDである場合，②神経/血管などの障害を思わせる病歴がないにもかかわらず，PDE5阻害薬が無効な場合，③性的虐待や性的外傷体験が患者本人やパートナーにある場合，④うつ症状（p.43 **付録8** スクリーニングの問診票「DSM-Vによるうつ病の診断基準」参照）。

### ■ 参考文献

1) Hatzimouratidis K, Giuliano F, Moncada I, Muneer A, Salonia A, Verze P. EAU Guidelines on Erectile Dysfunction, Premature Ejaculation, Penile Curvature and Priapism. European Association of Urology (EAU). http://uroweb.org/wp-content/uploads/EAU-Guidelines-Male-Sexual-Dysfunction-2016-3.pdf
2) 永尾光一，沈 明，野澤英雄，松橋 求，高波真佐治，石井延久，三浦一陽，白井將文，中山孝一，栗田 稔，中野弘一．機能性インポテンスと器質性インポテンスにおける心理テストの分析．*Impotence*（現日性機能会誌）1994; 9: 245–249
3) Miranda EP, Mulhall JP. International Index of Erectile Function erectile function domain vs the sexually health inventory for men: methodological challenges in the radical prostatectomy population.

*BJU Int* 2015; 115: 355-356

4) 日本性機能学会 ED 診療ガイドライン 2012 年版作成委員会編. ED 診療ガイドライン [2012 年版]. リッチヒルメディカル, 2012

5) Hatzichristou D, Hatzimouratidis K, Bekas M, Apostolidis A, Tzortzis V, Yannakoyorgos K. Diagnostic steps in the evaluation of patients with erectile dysfunction. *J Urol* 2002; 168: 615-620

6) Montorsi F, Basson R, Adaikan G, Becher E, Clayton A, Giuliano F, Khoury S, Sharlip I eds. Sexual medicine: sexual dysfunctions in men and women. Edition 2010. Paris: Editions 21, 2010

7) Hatzimouratidis K, Amar E, Eardley I, Giuliano F, Hatzichristou D, Montorsi F, Vardi Y, Wespes E. Guidelines on male sexual dysfunction: erectile dysfunction and premature ejaculation. *Eur Urol* 2010; 57: 804-814

8) 日本泌尿器科学会・日本 Men's Health 医学会「LOH 症候群診療ガイドライン」検討ワーキング委員会. 加齢男性性腺機能低下症候群 (LOH 症候群) 診療の手引き. 日泌尿会誌 2007; 98: 1 号巻末 https://www.urol.or.jp/info/data/gl_LOH.pdf

9) Hatzichristou DG, Hatzimouratidis K, Ioannides E, Yannakoyorgos K, Dimitriadis G, Kalinderis A. Nocturnal penile tumescence and rigidity monitoring in young potent volunteers: reproducibility, evaluation criteria and the effect of sexual intercourse. *J Urol* 1998; 159: 1921-1926

10) Suzuki K, Sato Y, Horita H, Adachi H, Kato R, Hisasue S, Itoh N, Tsukamoto T. The correlation between penile tumescence measured by the erectometer and penile rigidity by the RigiScan. *Int J Urol* 2001; 8: 594-598

11) 労災サポートセンター. 生殖器の障害. 労災補償 障害認定必携. 第 15 版. 2011: 208-210

12) Meuleman EJ, Diemont WL. Investigation of erectile dysfunction. Diagnostic testing for vascular factors in erectile dysfunction. *Urol Clin North Am* 1995; 22: 803-819

13) 永井 敦, 渡部昌実, 久住倫宏, 公文裕巳. 岡山大学における PGE$_1$ 陰茎海綿体自己注射に対する自主臨床研究の取り組み. 日性機能会誌 2003; 18: 247-252

14) Hatzichristou DG, Hatzimouratidis K, Apostolidis A, Ioannidis E, Yannakoyorgos K, Kalinderis A. Hemodynamic characterization of a functional erection. Arterial and corporeal veno-occlusive function in patients with a positive intracavernosal injection test. *Eur Urol* 1999; 36: 60-67

15) Wespes E, Schulman C. Venous impotence: pathophysiology, diagnosis and treatment. *J Urol* 1993; 149: 1238-1245

16) Althof SE, Rosen R, Rubio-Aurioles E, Earle C, Chevret-Measson M. Psychologic and interpersonal aspects and their management. In: Porst H, Buvat J eds. Standard practice in sexual medicine. Malden: Blackwell Publishing, 2006: 18-30

# 付録

- 付録1　International Index of Erectile Function（IIEF）
- 付録2　IIEF-5
- 付録3　Sexual Health Inventory for Men（SHIM）
- 付録4　IIEF-EF ドメイン（IIEF-6）
- 付録5　IIEF，IIEF-5，SHIM，IIEF-EF ドメイン（IIEF-6）の比較
- 付録6　勃起の硬さスケール（日本語版 EHS）
- 付録7　国際前立腺症状スコア（IPSS）と QOL スコア質問票
- 付録8　Diagnostic and Statistical Manual of Mental Disorder V（DSM-V）によるうつ病の診断基準

# 付録1　International Index of Erectile Function (IIEF)[1,2]

以下の設問に，できるだけ正直に，はっきりと，回答して下さい。
以下の設問に回答する際には，次の用語定義に従って下さい。

「性的行為」とは，性交，愛撫（ペッティング），前戯，自慰（マスターベーション）を指します。
「性交」とは，パートナーの腟へ挿入することを指します。
「性的刺激」には，パートナーとの前戯やエロチックな画像を見るような状況などを含みます。
「射精」とは，ペニスから精液を放出すること（あるいはそのような感覚）を指します。

以下の設問には，この4週間の状態について当てはまるものをそれぞれ一つずつ選んで印をつけて下さい。

1. この4週間，性的行為の際，どれくらいの頻度で勃起しましたか
    - 0　性的行為はなかった
    - 1　ほとんど，又は全く勃起しなかった
    - 2　たまに勃起した（半分よりかなり低い頻度）
    - 3　時々勃起した（ほぼ半分の頻度）
    - 4　しばしば勃起した（半分よりかなり高い頻度）
    - 5　ほぼいつも，又はいつも勃起した

2. この4週間，性的刺激によって勃起した時，どれくらいの頻度で挿入可能な硬さになりましたか
    - 0　性的刺激はなかった
    - 1　ほとんど，又は全くならなかった
    - 2　たまになった（半分よりかなり低い頻度）
    - 3　時々なった（ほぼ半分の頻度）
    - 4　しばしばなった（半分よりかなり高い頻度）
    - 5　ほぼいつも，又はいつもなった

3. この4週間，性交を試みた時，どれくらいの頻度で挿入できましたか
    - 0　性交を試みなかった
    - 1　ほとんど，又は全くできなかった
    - 2　たまにできた（半分よりかなり低い頻度）
    - 3　時々できた（ほぼ半分の頻度）
    - 4　しばしばできた（半分よりかなり高い頻度）
    - 5　ほぼいつも，又はいつもできた

4. この4週間，性交の際，挿入後にどれくらいの頻度で勃起を維持できましたか
    - 0　性交を試みなかった
    - 1　ほとんど，又は全く維持できなかった
    - 2　たまに維持できた（半分よりかなり低い頻度）
    - 3　時々維持できた（ほぼ半分の頻度）
    - 4　しばしば維持できた（半分よりかなり高い頻度）
    - 5　ほぼいつも，又はいつも維持できた

5. この4週間，性交の際，性交を終了するまで勃起を維持するのはどれくらい困難でしたか
    - 0　性交を試みなかった
    - 1　極めて困難だった
    - 2　とても困難だった
    - 3　困難だった
    - 4　やや困難だった
    - 5　困難でなかった

6. この4週間，何回性交を試みましたか
    - 0　性交を試みなかった
    - 1　1〜2回
    - 2　3〜4回
    - 3　5〜6回
    - 4　7〜10回
    - 5　11回以上

7. この4週間，性交を試みた時，どれくらいの頻度で性交に満足できましたか
    - 0　性交を試みなかった
    - 1　ほとんど，又は全く満足できなかった
    - 2　たまに満足できた（半分よりかなり低い頻度）
    - 3　時々満足できた（ほぼ半分の頻度）
    - 4　しばしば満足できた（半分よりかなり高い頻度）
    - 5　ほぼいつも，又はいつも満足できた

8. この4週間，性交をどれくらい楽しみましたか
    - 0　性交をしなかった
    - 1　全く楽しむことができなかった
    - 2　あまり楽しむことができなかった
    - 3　普通に楽しむことができた
    - 4　かなり楽しむことができた
    - 5　非常に楽しむことができた

9. この4週間,性的刺激又は性交の際,どれくらいの頻度で射精しましたか
　　0　性的刺激も性交もなかった
　　1　ほとんど,又は全く射精しなかった
　　2　たまに射精した（半分よりかなり低い頻度）
　　3　時々射精した（ほぼ半分の頻度）
　　4　しばしば射精した（半分よりかなり高い頻度）
　　5　ほぼいつも,又はいつも射精した

10. この4週間,性的刺激又は性交の際,どれくらいの頻度でオルガズム（絶頂感）を感じましたか
　　0　性的刺激も性交もなかった
　　1　ほとんど,又は全く感じなかった
　　2　たまに感じた（半分よりかなり低い頻度）
　　3　時々感じた（ほぼ半分の頻度）
　　4　しばしば感じた（半分よりかなり高い頻度）
　　5　ほぼいつも,又はいつも感じた

以下の2つの設問では,「性的欲求」についてお尋ねします。「性的欲求」とは,自慰や性交のような性的行為をしたいと思うこと,性交していることを想像すること,性交できないことでいらだちを感じること,などの気持ちを指します。

11. この4週間,どれくらいの頻度で性的欲求を感じましたか
　　1　ほとんど,又は全く感じなかった
　　2　たまに感じた（半分よりかなり低い頻度）
　　3　時々感じた（ほぼ半分の頻度）
　　4　しばしば感じた（半分よりかなり高い頻度）
　　5　ほぼいつも,又はいつも感じた

12. この4週間,性的欲求の程度はどれくらいでしたか
　　1　非常に低い,又は全くない
　　2　低い
　　3　中くらい
　　4　高い
　　5　非常に高い

13. この4週間,性生活全般にどの程度満足していましたか
　　1　非常に不満
　　2　不満
　　3　どちらとも言えない
　　4　満足
　　5　非常に満足

14. この4週間,パートナーとの性的関係にどの程度満足していましたか
　　1　非常に不満
　　2　不満
　　3　どちらとも言えない
　　4　満足
　　5　非常に満足

15. この4週間,勃起してそれを維持する自信はどの程度ありましたか
　　1　非常に低い
　　2　低い
　　3　中くらい
　　4　高い
　　5　非常に高い

# 付録2　IIEF-5[2,3)]

この6ヶ月に，

1. 勃起してそれを維持する自信はどの程度ありましたか
    1. 非常に低い
    2. 低い
    3. 中くらい
    4. 高い
    5. 非常に高い

2. 性的刺激によって勃起した時，どれくらいの頻度で挿入可能な硬さになりましたか
    1. ほとんど，又は全くならなかった
    2. たまになった（半分よりかなり低い頻度）
    3. 時々なった（ほぼ半分の頻度）
    4. しばしばなった（半分よりかなり高い頻度）
    5. ほぼいつも，又はいつもなった

3. 性交の際，挿入後にどれくらいの頻度で勃起を維持できましたか
    1. ほとんど，又は全く維持できなかった
    2. たまに維持できた（半分よりかなり低い頻度）
    3. 時々維持できた（ほぼ半分の頻度）
    4. しばしば維持できた（半分よりかなり高い頻度）
    5. ほぼいつも，又はいつも維持できた

4. 性交の際，性交を終了するまで勃起を維持するのはどれくらい困難でしたか
    1. 極めて困難だった
    2. とても困難だった
    3. 困難だった
    4. やや困難だった
    5. 困難でなかった

5. 性交を試みた時，どれくらいの頻度で性交に満足できましたか
    1. ほとんど，又は全く満足できなかった
    2. たまに満足できた（半分よりかなり低い頻度）
    3. 時々満足できた（ほぼ半分の頻度）
    4. しばしば満足できた（半分よりかなり高い頻度）
    5. ほぼいつも，又はいつも満足できた

注）IIEF-5 と SHIM の違いは，設問の2番から5番までに0点（性的刺激はなかった　性交を試みなかった）の選択肢が，あるか（SHIM）か，ないか（IIEF-5）である。したがって，SHIM では最低点は1点（設問1に対して，勃起を維持する自信が非常に低い）となり，IIEF-5 では5点となる。両者の使い分けは，日本人は性交の機会が少ないので，スクリーニングとしては，0点を含む SHIM を使い，治療に対する反応を観察する場合には IIEF-5 を用いればよいと思う。

なお，IIEF-5 を使用した場合，シルデナフィルの臨床試験に参加した ED 患者のデータと非 ED のボランティアのデータ（どちらも外国人）から，ED の簡便な重症度分類がなされている。

重症 ED：　　　　　5～7点
中等症 ED：　　　　8～11点
軽症～中等症 ED：　12～16点
軽症 ED：　　　　　17～21点
ED ではない：　　　22～25点

これは，あくまで外国人のデータであり，過去6カ月以内に性交を試みた男性を対象としている。性交の機会がなかった男性は，この分類があてはまらない。

# 付録3　Sexual Health Inventory for Men (SHIM)[2,3]

この6ヶ月に，

1. 勃起してそれを維持する自信はどの程度ありましたか
    1. 非常に低い
    2. 低い
    3. 中くらい
    4. 高い
    5. 非常に高い

2. 性的刺激によって勃起した時，どれくらいの頻度で挿入可能な硬さになりましたか
    0. 性的刺激はなかった
    1. ほとんど，又は全くならなかった
    2. たまになった（半分よりかなり低い頻度）
    3. 時々なった（ほぼ半分の頻度）
    4. しばしばなった（半分よりかなり高い頻度）
    5. ほぼいつも，又はいつもなった

3. 性交の際，挿入後にどれくらいの頻度で勃起を維持できましたか
    0. 性交を試みなかった
    1. ほとんど，又は全く維持できなかった
    2. たまに維持できた（半分よりかなり低い頻度）
    3. 時々維持できた（ほぼ半分の頻度）
    4. しばしば維持できた（半分よりかなり高い頻度）
    5. ほぼいつも，又はいつも維持できた

4. 性交の際，性交を終了するまで勃起を維持するのはどれくらい困難でしたか
    0. 性交を試みなかった
    1. 極めて困難だった
    2. とても困難だった
    3. 困難だった
    4. やや困難だった
    5. 困難でなかった

5. 性交を試みた時，どれくらいの頻度で性交に満足できましたか
    0. 性交を試みなかった
    1. ほとんど，又は全く満足できなかった
    2. たまに満足できた（半分よりかなり低い頻度）
    3. 時々満足できた（ほぼ半分の頻度）
    4. しばしば満足できた（半分よりかなり高い頻度）
    5. ほぼいつも，又はいつも満足できた

## 付録4　IIEF-EF ドメイン（IIEF-6）

1. この4週間，性的行為の際，どれくらいの頻度で勃起しましたか
    - 0　性的行為はなかった
    - 1　ほとんど，又は全く勃起しなかった
    - 2　たまに勃起した（半分よりかなり低い頻度）
    - 3　時々勃起した（ほぼ半分の頻度）
    - 4　しばしば勃起した（半分よりかなり高い頻度）
    - 5　ほぼいつも，又はいつも勃起した

2. この4週間，性的刺激によって勃起した時，どれくらいの頻度で挿入可能な硬さになりましたか
    - 0　性的刺激はなかった
    - 1　ほとんど，又は全くならなかった
    - 2　たまになった（半分よりかなり低い頻度）
    - 3　時々なった（ほぼ半分の頻度）
    - 4　しばしばなった（半分よりかなり高い頻度）
    - 5　ほぼいつも，又はいつもなった

3. この4週間，性交を試みた時，どれくらいの頻度で挿入できましたか
    - 0　性交を試みなかった
    - 1　ほとんど，又は全くできなかった
    - 2　たまにできた（半分よりかなり低い頻度）
    - 3　時々できた（ほぼ半分の頻度）
    - 4　しばしばできた（半分よりかなり高い頻度）
    - 5　ほぼいつも，又はいつもできた

4. この4週間，性交の際，挿入後にどれくらいの頻度で勃起を維持できましたか
    - 0　性交を試みなかった
    - 1　ほとんど，又は全く維持できなかった
    - 2　たまに維持できた（半分よりかなり低い頻度）
    - 3　時々維持できた（ほぼ半分の頻度）
    - 4　しばしば維持できた（半分よりかなり高い頻度）
    - 5　ほぼいつも，又はいつも維持できた

5. この4週間，性交の際，性交を終了するまで勃起を維持するのはどれくらい困難でしたか
    - 0　性交を試みなかった
    - 1　極めて困難だった
    - 2　とても困難だった
    - 3　困難だった
    - 4　やや困難だった
    - 5　困難でなかった

6. この4週間，勃起してそれを維持する自信はどの程度ありましたか
    - 1　非常に低い
    - 2　低い
    - 3　中くらい
    - 4　高い
    - 5　非常に高い

## 付録5　IIEF，IIEF-5，SHIM，IIEF-EF ドメイン（IIEF-6）の比較

|  |  | IIEF（IIEF-15） | IIEF-5 | SHIM | IIEF-EF ドメイン（IIEF-6） |
|---|---|---|---|---|---|
| 期間 |  | 4週間 | 6カ月 | 6カ月 | 4週間 |
| 1 | 勃起の頻度 |  |  |  | ○ |
| 2 | 勃起の硬さ |  | ○ | ○（0点あり） | ○ |
| 3 | 挿入可能性 |  |  |  | ○ |
| 4 | 勃起の維持 |  | ○ | ○（0点あり） | ○ |
| 5 | 維持の困難度 |  | ○ | ○（0点あり） | ○ |
| 6 | 性交の試行回数 |  |  |  |  |
| 7 | 性交の満足度 |  | ○ | ○（0点あり） |  |
| 8 | 性交を楽しむ |  |  |  |  |
| 9 | 射精の頻度 |  |  |  |  |
| 10 | オルガズムの頻度 |  |  |  |  |
| 11 | 性欲の頻度 |  |  |  |  |
| 12 | 性欲の程度 |  |  |  |  |
| 13 | 全般満足度 |  |  |  |  |
| 14 | パートナーとの関係 |  |  |  |  |
| 15 | 勃起の自信 |  | ○ | ○ | ○ |
| 点数の範囲 |  | 5〜75 | 5〜25 | 1〜25 | 1〜30 |

## 付録6　勃起の硬さスケール（日本語版 EHS）[5]

| あなたは自分の勃起硬度をどのように評価しますか？ |
|---|
| グレード1：陰茎は大きくなるが，硬くはない。 |
| グレード2：陰茎は硬いが，挿入に十分なほどではない。 |
| グレード3：陰茎は挿入には十分硬いが，完全には硬くはない。 |
| グレード4：陰茎は完全に硬く，硬直している。 |

EHS: Erection Hardness Score

## 付録7　国際前立腺症状スコア（IPSS）とQOLスコア質問票[6,7]

| どれくらいの割合で次のような症状がありましたか | 全くない | 5回に1回の割合より少ない | 2回に1回の割合より少ない | 2回に1回の割合くらい | 2回に1回の割合より多い | ほとんどいつも |
|---|---|---|---|---|---|---|
| この1か月の間に，尿をしたあとにまだ尿が残っている感じがありましたか | 0 | 1 | 2 | 3 | 4 | 5 |
| この1か月の間に，尿をしてから2時間以内にもう一度しなくてはならないことがありましたか | 0 | 1 | 2 | 3 | 4 | 5 |
| この1か月の間に，尿をしている間に尿が何度もとぎれることがありましたか | 0 | 1 | 2 | 3 | 4 | 5 |
| この1か月の間に，尿を我慢するのが難しいことがありましたか | 0 | 1 | 2 | 3 | 4 | 5 |
| この1か月の間に，尿の勢いが弱いことがありましたか | 0 | 1 | 2 | 3 | 4 | 5 |
| この1か月の間に，尿をし始めるためにお腹に力を入れることがありましたか | 0 | 1 | 2 | 3 | 4 | 5 |
|  | 0回 | 1回 | 2回 | 3回 | 4回 | 5回以上 |
| この1か月の間に，夜寝てから朝起きるまでに，ふつう何回尿をするために起きましたか | 0 | 1 | 2 | 3 | 4 | 5 |

IPSS ＿＿＿＿＿＿ 点

| | とても満足 | 満足 | ほぼ満足 | なんともいえない | やや不満 | いやだ | とてもいやだ |
|---|---|---|---|---|---|---|---|
| 現在の尿の状態がこのまま変わらずに続くとしたら，どう思いますか | 0 | 1 | 2 | 3 | 4 | 5 | 6 |

QOLスコア ＿＿＿＿＿＿ 点

IPSS 重症度：軽症（0〜7点），中等症（8〜19点），重症（20〜35点）
QOL 重症度：軽症（0，1点），中等症（2，3，4点），重症（5，6点）

IPSS: International Prostate Symptom Score

## 付録8 Diagnostic and Statistical Manual of Mental Disorders V(DSM-V)によるうつ病の診断基準[8]

(1) その人自身の言明(例:悲しみまたは空虚感を感じる)か,他者の観察(例:涙を流しているように見える)によって示される,ほとんど1日中,ほとんど毎日の抑うつ気分
注:小児や青年では易怒的な気分もありうる。

(2) ほとんど1日中,ほとんど毎日の,すべて,またはほとんどすべての活動における興味,喜びの著しい減退(その人の説明,または他者の観察によって示される)

(3) 食事療法をしていないのに,著しい体重減少,あるいは体重増加(例:1ヵ月で体重の5%以上の変化),またはほとんど毎日の,食欲の減退または増加
注:小児の場合,期待される体重増加がみられないことも考慮せよ。

(4) ほとんど毎日の不眠または睡眠過剰

(5) ほとんど毎日の精神運動の焦燥または制止(他者によって観察可能で,ただ単に落ち着きがないとか,のろくなったという主観的感覚ではないもの)

(6) ほとんど毎日の疲労感,または気力の減退

(7) ほとんど毎日の無価値観,または過剰であるか不適切な罪責感(妄想的であることもある。単に自分をとがめること,病気になったことに対する罪責感ではない)

(8) 思考力や集中力の減退,または決断困難がほとんど毎日認められる(その人自身の言葉による,またはほかの者によって観察される)

(9) 死についての反復思考(死の恐怖だけではない),特別な計画はないが反復的な自殺念慮,または自殺企図,または自殺するためのはっきりとした計画

### 参考文献

1) Rosen RC, Riley A, Wagner G, Osterloh IH, Kirkpatrick J, Mishra A. The International Index of Erectile Function (IIEF): a multidimensional scale for assessment of erectile dysfunction. *Urology* 1997; 49: 822–830
2) 木元康介,池田俊也,永尾光一,丸茂 健,辻村 晃,近藤宣幸,吉田正貴,佐藤嘉一. International Index of Erectile Function (IIEF) およびその短縮版である IIEF5 の新しい日本語訳の作成. 日性機能会誌 2009; 24: 295–308
3) Rosen RC, Cappelleri JC, Smith MD, Lipsky J, Peña BM. Development and evaluation of an abridged, 5-item version of the International Index of Erectile Function (IIEF-5) as a diagnostic tool for erectile dysfunction. *Int J Impot Res* 1999; 11: 319–326
4) Mulhall JP, Goldstein I, Bushmakin AG, Cappelleri JC, Hvidsten K. Validation of the erection hardness score. *J Sex Med* 2007; 4: 1626–1634
5) 永尾光一. 日本語版 EHS「勃起の硬さスケール」の開発. 日性機能会誌 2009; 24: 1–3
6) 本間之夫,塚本泰司,安田耕作,大園誠一郎,吉田正貴,進士惠美. International Prostate Symptom Score と BPH Impact Index の日本語訳の言語的妥当性に関する研究. 日泌尿会誌 2002; 93: 669–680
7) 本間之夫,塚本泰司,安田耕作,大園誠一郎,吉田正貴,山口拓洋. International Prostate Symptom Score と BPH Impact Index の日本語訳の計量心理学的検討. 日泌尿会誌 2003; 94: 560–569
8) 高橋三郎,大野 裕 監訳. DSM-5 精神疾患の診断・統計マニュアル. 医学書院, 2014

# 6 治療

## 1 ED 治療のアルゴリズム

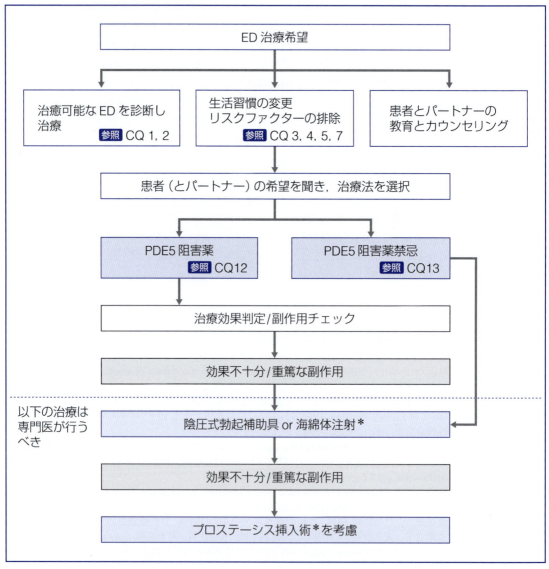

## 2 薬物療法

### ホスホジエステラーゼ 5 阻害薬
〔phosphodiesterase 5（PDE5）阻害薬〕

> 日本では 3 剤が使用可能であり，3 剤ともに国内外で十分な有効性・安全性のデータが報告されており，第一選択の治療法である。硝酸薬は併用禁忌である。初期治療の失敗の多くは不適切な服薬指導にあり，再教育で半数は治療に反応する。インターネットなどを通じて入手した薬剤は品質の面で問題があるばかりでなく，死亡例もあることから危険である。

　PDE5 は一酸化窒素（nitric oxide: NO）の細胞内セカンドメッセンジャーである cyclic GMP（cGMP）を分解する酵素であり，陰茎海綿体に豊富に存在する。PDE5 阻害薬は，PDE5 の作用を競合的に阻害し，陰茎海綿体平滑筋細胞内の cGMP 濃度を高めることで，陰茎海綿体平滑筋の弛緩をもたらし，その結果勃起を促進する。

　現在，わが国では，シルデナフィル，バルデナフィル，タダラフィルの 3 薬剤が処方可能である（**表 4**）。

### 1）シルデナフィル（バイアグラ）
（錠剤と口腔内崩壊フィルム製剤，錠剤はジェネリック製剤あり）

　世界で最初に臨床応用された PDE5 阻害薬である。内服後 30～60 分で効果を発揮する[1]。11 の RCT を検討した論文[2]によれば，3,000 名以上のデータが集積され，GAQ（Global Assessment Question：「この治療により，あなたの勃起は改善しましたか？」）による評価では，12 週の試験期間で"ハイ"と答えたものがシルデナフィル群で 76%（プラセボ群 22%）の有効率であった。

　安全性の面に関して，心血管イベントは，プラセボとの二重盲検試験（シルデナフィル群 6,896 名，プラセボ群 5,054 名）とオープンラベルの試験（10,859 名）とを合計した結果，心筋梗塞の発生率は，シルデナフィル群 0.58/100 患者年，プラセボ群 0.95/100 患者年と有意差がなかった。また，総死亡率もそれぞれ 0.37/100 患者年，0.53/100 患者年と有意差がなかった[3]。

　わが国での臨床試験でも海外と同等の有効性と安全性を示し，1999 年 3 月に日本ではじめての勃起不全治療薬として発売された。わが国での臨床試験は 1997 年 2 月～1998 年 1 月に 29 施設で，プラセボ群 64 名，25 mg 群 65 名，50 mg 群 60 名，100 mg（未承認用量）群 67 名に試験を行い，改善率は，プラセボ群 15%，25 mg 群 58.3%，50 mg 群 72.4%，100 mg 群 72.3% で，副作用は，頭痛（プラセボ群 2 名，25 mg 群 4 名，50 mg 群 10 名，100 mg 群 6 名），ほてり（プラセボ群 2 名，25 mg 群 3 名，50 mg 群 12 名，100 mg 群 10 名），視覚異常（プラセボ群 0 名，25 mg 群 0 名，

表4　PDE5阻害薬の薬物動態パラメータの比較

| パラメータ | シルデナフィル 50 mg[*1] | バルデナフィル 20 mg[*2] | タダラフィル 20 mg[*3] |
|---|---|---|---|
| $C_{max}$ (μg/L) | 192 | 18.35 | 292 |
| $T_{max}$ (h) | 0.9 | 0.75 | 3 |
| $T_{1/2}$ (h) | 3.35 | 3.98 | 13.6 |

すべて健康な日本人成人の空腹時単回投与データ
[*1] バイアグラ・インタビューフォーム，2017年6月改訂第15版
[*2] レビトラ・インタビューフォーム，2016年10月改訂第14版
[*3] シアリス・インタビューフォーム，2017年5月改訂第7版

50 mg群2名，100 mg群9名）で重篤なものはなかった（表5参照）[4]。日本では100 mgは認可されていないが日本を除く世界では認可されている。

### 2）バルデナフィル（レビトラ）

内服後30分で効果を発揮する[5]。9つのRCTを検討した論文[6]によれば，4,286名のデータが集積され，勃起の改善を主要評価項目として，12週の試験期間で，バルデナフィル群69%，プラセボ群26%であった（$p<0.00001$）。2年間の長期試験[7]では，479名のうち90〜92%がGAQに対して"ハイ"と答えている。この長期試験では心血管イベントは発生しなかった。

わが国での臨床試験でも海外と同等の有効性と安全性を示し2004年6月に発売された。わが国での臨床試験の成績は，勃起不全患者283名を対象にバルデナフィル5 mg，10 mg，20 mgまたはプラセボを性交の1時間前に経口投与し12週間で評価した[8]。挿入の成功率は，プラセボ群33.4%，5 mg群63.5%，10 mg群78.5%，20 mg群79.3%，総合効果（改善率）はプラセボ群35%，5 mg群73%，10 mg群85%，20 mg群86%であった。主な副作用発現率は，常用量の10 mg群では，ほてり29.3%，頭痛12.0%，鼻炎6.7%，心悸亢進5.3%で重篤なものはなく，視覚異常はなかった（表5参照）。また，わが国での難治性のED患者におけるバルデナフィル20 mgを既承認推奨用量の10 mgと比較検討した研究がある[9]。すべての有効性の評価項目でバルデナフィル10 mg群および20 mg群はプラセボ群に対して，有意に優れていた。さらに，20 mg群と10 mg群の間にも主要評価項目のIIEF-EFドメインスコアで有意差を認め，本薬10 mgに対する20 mgの優越性が示された。

### 3）タダラフィル（シアリス）

内服後30分から効果を発揮し，36時間持続する[10]。この長時間持続する効果が，この薬剤と他2剤との大きな違いである。また，本薬剤はPDE11にも阻害作用を有しているのが特徴である。PDE11は主に前立腺，精巣，骨格筋に存在するが，それを阻害することによる影響はよく解明されていない。5つのRCTをまとめた論

表5 PDE5阻害薬の主な副作用とその頻度

| 副作用 | シルデナフィル*1<br>(25, 50 mg) | バルデナフィル*2<br>(5, 10, 20 mg) | タダラフィル*3<br>(5, 10, 20 mg) |
|---|---|---|---|
| 頭痛 | 12.74% | 5.59% | 11.30% |
| ほてり | 10.19% | 15.66% | 3.50% |
| 消化不良 | 0.64% | 0.99% | 2.30% |
| 鼻閉 | 0.00% | 2.96% | 1.20% |
| めまい | 0.64% | 0.44% | 0.00% |
| 眼症状 | 1.91% | 1.53% | 1.20% |
| 背部痛 | 0.00% | 0.00% | 1.90% |

すべて日本人における臨床試験でのデータ
*1 バイアグラ・インタビューフォーム，2017年6月改訂第15版
*2 レビトラ・インタビューフォーム，2016年10月改訂第14版
*3 シアリス・インタビューフォーム，2017年5月改訂第7版

　文[11]によると，軽度・中等度EDの1,112名のデータでは，41〜81%の患者が勃起の改善を認め（プラセボは35%），しかも内服後30分から36時間の間で性交機会の73〜80%で性交に成功している。

　本薬剤に特徴的な副作用は背部痛であり，5%に発生している。その原因は不明である。精巣にPDE11が存在することから心配される造精機能やホルモンに対する影響は，45歳以上のED患者191名の9カ月の研究[12]によって異常をきたさないことが示されている。心血管イベントに関しては，プラセボとの二重盲検試験およびオープン試験（タダラフィル群12,487名，プラセボ群2,047名）を合計して検討した論文がある[13]。それによると，心血管イベントは，タダラフィル群0.40/100患者年，プラセボ群0.48/100患者年と差がなかった。

　わが国での臨床試験でも海外と同等の有効性と安全性を示し2007年9月に発売された。日本での臨床試験の成績はED患者343名をプラセボ群，タダラフィル5 mg群，10 mg群，20 mg群に割り付け，有効性および安全性について検討した[14]。有効性については，IIEFにおける勃起機能ドメインスコア，および患者日誌中の性交に関する質問（Sexual Encounter Profile: SEP）の質問2（「パートナーの腟への挿入ができましたか？」），質問3（「勃起は十分に持続し，性交に成功しましたか？」）に対し"ハイ"と回答した割合のベースラインからの変化量で評価した。結果は，すべての評価項目において，タダラフィル5 mg，10 mg，20 mgすべての用量でプラセボと比較して有意な改善を認め，日本人ED患者におけるタダラフィルの有効性が証明された。重症ED患者における部分集団解析においては，IIEF，SEPの質問2，3のいずれの変化量も用量依存的な改善が認められ，20 mg群で最も大きな改善であった。国内臨床試験でタダラフィルを投与した257名における主な副作用は頭痛29名（11.3%），ほてり22名（8.6%），消化不良6名（2.3%）などであり（**表5**

参照)，ほとんどの事象が軽度から中等度であった。

　タダラフィル 5 mg の連続投与（ザルティア®）は前立腺肥大症の治療薬として 2014 年 4 月に認可されている。欧米でのプラセボ対照試験において，下部尿路症状を有する ED 患者の勃起機能改善に有効であったと報告されている[15]。

### 4) PDE5 阻害薬に共通する注意すべき副作用・併用禁忌・併用注意

　主な副作用は表5に示した。その多くは PDE5（頭痛，ほてり，消化不良，鼻閉など），PDE6（眼症状）に対する阻害作用に基づくと思われる。いずれも軽度で，一過性である。

　一方，以下に示す副作用は重篤で不可逆性の可能性もあるので注意が必要である。

#### a. NAION (non-arteritic anterior ischemic optic neuropathy：非動脈炎性前部虚血性視神経症)

　NAION は，突然の無痛性の視野欠損（多くは片側）を症状とする原因不明の視神経症である。起床時に発生に気づくことが多いとされる。眼底所見では視神経乳頭浮腫の所見が認められる。2005 年くらいから PDE5 阻害薬の副作用として報告されはじめた[16]。

　米国での NAION の疫学調査によれば，50 歳以上の白人で年間 2.3～10.2 名/10 万名の発生率とされる。したがって，年間 1,500～5,000 名の新規発生があると推定されている。有効な治療法は存在せず，予防法も存在しない。治療の目標は患側眼の病変の拡大の防止と健側眼を守ることになる[17]。

　NAION の発生と PDE5 阻害薬との関連に関しては，NAION と ED はそのリスクファクターを共有しているので（加齢，糖尿病，高血圧，心疾患，脂質異常症，など），偶然の産物である可能性もあるとする分析もある[16]。しかし，欧米の 102 の眼科センターにおいて 4 年間に集積した NAION 確診症例 43 名をケースクロスオーバー研究で分析した結果によると，オッズ比は 2.15 と有意であった[18]。

　なお，わが国では，NAION の疫学調査は行われておらず，発生率は不明である。医薬品医療機器総合機構（PMDA）のホームページで検索したが，いずれの PDE5 阻害薬に関しても NAION の報告はいまだにない[19]。視野の異常を患者が訴えた場合には，PDE5 阻害薬の服用を直ちに中止し，眼科医を受診させるべきである。

#### b. 突発性難聴

　北米，ヨーロッパとオーストラリアの医薬品監視機構のデータと論文を分析したレビュー[20]によれば，PDE5 阻害薬使用と突発性難聴の関連が疑われる 47 名が報告されており，平均年齢は 56.6 歳，88% が片側性で左右同数，PDE5 阻害薬内服後 24 時間以内の発生が 66.7% であった。

FDAの市販後調査のデータを解析したレビュー[21]によれば，25名が報告されている。15名（88%）がPDE5阻害薬使用後24時間以内に発生している。8名（32%）がめまいを発生時に自覚している。96%が片側性。5名（20%）が完全に聴力を回復し，3名（12%）が部分回復した。機序としてはcGMPの上昇と関連していると考えられている。

わが国に関しては，PMDAのホームページで検索したところ，いずれのPDE5阻害薬に関しても突発性難聴の報告はいまだにない[22]。聴覚の異常を患者が訴えた場合には，PDE5阻害薬の服用を直ちに中止し，耳鼻科医を受診させるべきである。

### c. 前立腺癌術後のPSA再発

前立腺癌術後のEDに対する治療として，また術後のリハビリテーションとして（p.74 CQ11参照），PDE5阻害薬は頻用される。Michlらは，4,752名の両側の神経温存手術を施行した前立腺癌患者を，中央値60.3カ月フォローアップした結果，5年PSA再発フリー生存率が，PDE5阻害薬使用群（1,110名）で有意に悪いことを見出した（ハザード比1.38）[23]。一方，Gallinaらは，同様の調査を2,579名のやはり両側の神経温存手術を施行した前立腺癌患者を，中央値40カ月フォローアップした結果，PDE5阻害薬使用群（674名）と非使用群の間で5年PSA再発フリー生存率に差がなかったと報告している[24]。

PDE5阻害薬のターゲットであるNO/cGMP系の前立腺癌に対する基礎実験の結果は，抑制と増殖の両方の作用を示しており，結論は出ていない。次項のメラノーマも含め前向きの臨床研究が望まれている[25]。

### d. メラノーマ

PDE5がメラノーマの情報伝達系に関与していることが知られるようになってから，その抑制がメラノーマの浸潤を促進するのではないかと考えたLiらは，米国における縦断研究である医療従事者フォローアップ研究（Health Professional Follow-up Study: HPFS）のデータを用いて，前向きのコホート研究を行った[26]。その結果，142名のメラノーマ患者（うちシルデナフィル使用者は14名）を特定し，多変量解析の結果，ハザード比が1.84と有意であったと報告した。

スウェーデンの処方薬データベースを分析した研究では[27]，4,065名（うちPDE5阻害薬使用者は435名）のメラノーマ患者を特定し多変量解析した結果，オッズ比は1.21と有意であったとしている。そして，リスクは3種のPDE5阻害薬で差はなかったとしている。興味深いのは，1回のみ処方の患者のみ有意なオッズ比を示す一方で，多数回処方されている患者では有意でなかったことであり，用量作用関係が成立していない。5つの観察研究を統合したメタアナリシスでも，オッズ比は1.12と有意であったとされる[28]。

英国のプライマリケアのデータを用いたコホート研究によると，14万名強の

PDE5 阻害薬使用群と年齢，糖尿病の有病率（ED のリスクファクターであることと癌の発生率が高いことから選択された）等でマッチさせた対照群 56 万名を比較した結果，メラノーマの発生率は，PDE5 阻害薬使用群において，ハザード比 1.14 でわずかながら有意であったとされている。しかし，太陽光線の曝露の指標である solar keratosis もハザード比 1.15 で同じく有意であったことから，PDE5 阻害薬使用者は太陽光線に多く晒されていることが交絡因子であり，PDE5 阻害薬とメラノーマの関連性はないと結論している[29]。

わが国に関しては，PMDA のホームページで検索したが，いずれの PDE5 阻害薬に関してもメラノーマの報告はいまだにない[30]。

### e. 持続勃起症

持続勃起症は，シルデナフィルで数名[31]，タダラフィルで 1 名[32] 報告がある。わが国では，PMDA のホームページで検索したところ，2004 年にバイアグラで 1 名持続勃起症が報告されている[33]。極めて稀な副作用ではあるが，服用後 4 時間以上勃起が持続する場合には，すぐに治療する必要がある。

### f. 禁忌としての硝酸薬

硝酸薬は NO ドナーであり，PDE5 阻害薬が存在すると，全身の血管を拡張させ，著明な血圧低下をもたらすため，併用禁忌である[34]。ただし，硝酸薬が中止可能かを検討した研究[35]によると，硝酸薬を使用もしくは常備していて，PDE5 阻害薬による治療を希望した 248 名の ED 患者の主治医に硝酸薬の中止の可能性を打診したところ，236 名（95.7%）の主治医から回答が寄せられ，42% で中止可能と答えている。したがって，硝酸薬を使用もしくは常備している患者に関しては，中止可能かどうかを検討することは意味がある。

### g. 禁忌としての可溶性グアニル酸シクラーゼ刺激薬（リオシグアト）

肺動脈性肺高血圧の治療薬であるリオシグアトは，可溶性グアニル酸シクラーゼ（sGC）を刺激し，cGMP の産生を増加させる作用機序の薬剤なので，cGMP の分解を抑制する PDE5 阻害薬との併用によって，過度に cGMP の細胞内濃度が増加し，著明な低血圧を起こす可能性があるので，併用禁忌である。

### h. 併用注意薬

併用注意薬に関しては，表 6 に記した。

### 5）脱落率

PDE5 阻害薬は，上記のように有効率が高く，安全性も高い薬剤にもかかわらず，22 研究のメタアナリシスによると脱落率は月ごとに 4%（1 年でほぼ 50%）とされ

表6 併用注意薬など

| 条件および併用薬 | シルデナフィル*1 | バルデナフィル*2 | タダラフィル*3 |
|---|---|---|---|
| CYP3A4 阻害薬など注1 | 25 mg から開始 | 5 mg が最大量 | 10 mg が最大量 |
| 抗HIV薬/抗真菌薬注2 | 25 mg から開始 | 禁忌 | 10 mg が最大量 |
| 65 歳以上 | 25 mg から開始 | 5 mg から開始 | 制限なし |
| 腎機能障害（重度）注3 | 25 mg から開始 | 透析患者は禁忌 | 5 mg が最大量 |
| 肝機能障害（中等度）注4 | 25 mg から開始 | 5 mg から開始 | 10 mg が最大量 |
| α遮断薬 | 25 mg から開始 | 5 mg から開始 | 制限なし |
| 降圧薬 | 制限なし | 制限なし | 制限なし |
| アルコール注5 | 拡張期血圧低下 | 影響なし | 影響なし |
| 硝酸薬 | 禁忌 | 禁忌 | 禁忌 |
| 不整脈関連 | アミオダロンは禁忌 | QT延長症候群<br>クラスIA, III 抗不整脈薬<br>アミオダロンは禁忌 | なし |
| 食事の影響 | 吸収・効果発現の遅延 | 高脂肪食で効果減弱 | なし |

注1 エリスロマイシン，シメチジン，クラリスロマイシン，グレープフルーツジュースなど
注2 リトナビル，インジナビル，サキナビル，ケトコナゾールなど
注3 Ccr（クレアチニンクリアランス）＜30 mL/min
注4 Child-Pugh class B
注5 日本人の健康男性数名～10数名にアルコール（0.5～0.6 g/kg）を投与したデータ
*1 バイアグラ・インタビューフォーム，2017年6月改訂第15版
*2 レビトラ・インタビューフォーム，2016年10月改訂第14版
*3 シアリス・インタビューフォーム，2017年5月改訂第7版

る[36]。このメタアナリシスに含まれている日本のデータでも[37]，3年で48％と高い。若い患者と合併症の多い患者で脱落するリスクが高いとされる[36]。脱落の主な理由は，パートナーと関連する問題，合併症，コスト，効果不良，EDの改善，副作用の6つであった[36]。

## 6）PDE5阻害薬に反応しない患者への対応

　まず，患者が正規の薬剤を使っていたことを確認する必要がある。PDE5阻害薬は，保険適用がないことから高価であること，羞恥心などから偽造薬品の大きなターゲットとなっている[38]ことを認識しておく必要がある。

　一般医からシルデナフィル無効例として紹介された患者236名を検討した研究[39]によれば，ビデオや教材を使用して再教育した結果，98名（41.5％）が有効となった。初期治療の失敗の原因は，不適切な服用方法（油っこい食事後の服用，性的刺激をしていない，内服のタイミング間違い，数回しか試さなかった，など）が81％を占めた。その後，3剤すべてで同様の報告[40-44]が相次ぎ，初期失敗例の救済率は41.5～59％となっている。

### 7）偽造 PDE5 阻害薬

　繰り返しになるが，PDE5 阻害薬は，そのコストと羞恥心から偽造薬品の大きなターゲットとなっている[38]。2006 年のヨーロッパでの調査によると，ヨーロッパの男性の 250 万名が正規の PDE5 阻害薬を処方されている一方で，60 万名から 250 万名の男性が偽造 PDE5 阻害薬を服用していると推測されている[45]。

　ウェブサイトを通じて購入された PDE5 阻害薬の中には偽造薬品が含まれていることが知られている。偽造 PDE5 阻害薬には，分析の結果から表示通りの薬効成分が含まれないもの（表示の 0～200％），汚染物質または不純物（タルカムパウダー，塗料，印刷用インクなど），健康被害をもたらす薬物（アンフェタミン，カフェイン，抗寄生虫薬のメトロニダゾールなど）を含有するものが報告されている[45]。

　2008 年 8 月～2009 年 4 月の間に日本とタイにおいてウェブサイトを通じて入手された PDE5 阻害薬 3 剤について調査した報告によると，偽造薬品の占める割合が日本では 43.6％，タイでは 67.8％ であった[46]。

　日本における重篤な被害として，2011 年には，偽造タダラフィルに含有されていた血糖降下薬グリベンクラミドのために重篤な低血糖発作をきたした例が[47]，2015 年には，偽造シルデナフィルに含有されていたグリベンクラミドのために重篤な低血糖発作をきたした例が[48] 報告されている。

　医療者は，患者がこのような危険な偽造薬品に手を出さないように教育をする義務がある[38]。

#### 参考文献

1) Eardley I, Ellis P, Boolell M, Wulff M. Onset and duration of action of sildenafil for the treatment of erectile dysfunction. *Br Clin Pharmacol* 2002; 53（Suppl 1）: 61S–65S
2) Carson CC, Burnett AL, Levine LA, Nehra A. The efficacy of sildenafil citrate（Viagra）in clinical populations: an update. *Urology* 2002; 60（Suppl 2）: 12–27
3) Padma-Nathan H, Eardley I, Kloner RA, Laties AM, Montorsi F. A 4-year update on the safety of sildenafil citrate（Viagra）. *Urology* 2002; 60（Suppl 2）: 67–90
4) 白井將文，塚本泰司，佐藤嘉一，堀田浩貴，加藤修爾，八竹 直，金子茂男，水永光博，谷口成実，藤岡知昭，萬谷嘉明，岡田耕市，永島弘登志，岩堀泰司，滝本至得，平方 仁，阿部輝夫，村井 勝，丸茂 健，岩本安彦，高橋良当，高坂 哲，甲斐祥生，小野寺恭忠，佐々木春明，石井延久，永尾光一，福井準之助，永田幹男，貫井文彦，石堂哲郎，岩本晃明，矢島通孝．勃起不全に対する経口治療薬シルデナフィルの無作為化二重盲検プラセボ対照比較試験成績．西日泌尿 2000; 62: 373–382
5) Hellstrom WJ, Gittelman M, Karlin G, Segerson T, Thibonnier M, Taylor T, Padma-Nathan H; Vardenafil Study Group. Sustained efficacy and tolerability of vardenafil, a highly potent selective phosphodiesterase type 5 inihibitor, in men with erectile dysfunction: results of a randomized, double-blind, 26-week placebo-controlled pivotal trial. *Urology* 2003; 61: 8–14
6) Markou S, Perimenis P, Gyftopoulos K, Athanasopoulos A, Bargalias G. Vardenafil（Levitra）for erectile dysfunction: a systematic review and meta-analysis of clinical trial reports. *Int J Impot Res* 2004; 16: 470–478
7) Stief C, Porst H, Sáenz de Tejada I, Ulbrich E, Beneke M; Vardenafil Study Group. Sustained efficacy and tolerability with vardenafil over 2 years of treatment in men with erectile dysfunction. *Int J Clin Pract* 2004; 58: 230–239

8) Nagao K, Ishii N, Kamidono S, Osada T; Vardenafil (Levitra) Clinical Trial Group. Safety and efficacy of vardenafil in patients with erectile dysfunction: result of a bridging study in Japan. *Int J Urol* 2004; 11: 515–524

9) Ishii N, Nagao K, Fujikawa K, Tachibana T, Iwamoto Y, Kamidono S. Vardenafil 20-mg demonstrated superior efficacy to 10-mg in Japanese men with diabetes mellitus suffering from erectile dysfunction. *Int J Urol* 2006; 13: 1066–1072

10) Porst H. IC351 (Tadalafil, Cialis): update on clinical experience. *Int J Impot Res* 2002; 14 (Suppl 1): S57–S64

11) Brock GB, McMahon CG, Chen KK, Costigan T, Shen W, Watkins V, Anglin G, Whitaker S. Efficacy and safety of tadalafil for the treatment of erectile dysfunction: results of integrated analyses. *J Urol* 2002; 168: 1332–1336

12) Hellstrom WJ, Gittelman M, Jarow J, Stidle C, McMurray J, Talley D, Watts S, Mitchell CL, McGill JM. An evaluation of semen characteristics in men 45 years of age or older after daily dosing with tadalafil 20 mg: results of a multicenter, randomized, double-blind, placebo-controlled, 9-month study. *Eur Urol* 2008; 53: 1058–1065

13) Kloner RA, Jackson G, Hutter AM, Mittleman MA, Chan M, Warner MR, Costigan TM, Vail GM. Cardiovasucular safety update of tadalafil: retrospective analysis of data from placebo-controlled and open-label clinical trials of tadalafil with as needed, three times-per-week or once-a-day dosing. *Am J Cardiol* 2006; 97: 1778–1784

14) Nagao K, Kimoto Y, Marumo K, Tsujimura A, Vail GM, Watts S, Ishii N, Kamidono S. Efficacy and safety of tadalafil 5, 10, and 20 mg in Japanese men with erectile dysfunction: results of a multicenter, randomized, double-blind, placebo-controlled study. *Urology* 2006; 68: 845–851

15) Egerdie RB, Auerbach S, Roehrborn CG, Costa P, Garza MS, Esler AL, Wong DG, Secrest RJ. Tadalafil 2.5 or 5 mg administered once daily for 12 weeks in men with both erectile dysfunction and signs and symptoms of benign prostatic hyperplasia: results of a randomized, placebo-contorolled, double-blind study. *J Sex Med* 2012; 9: 271–281

16) Hatzichristou D. Phosphodiesterase 5 inhibitors and nonarteritic anterior ischemic optic neuropathy (NAION): coincidence or causality? *J Sex Med* 2005; 2: 751–758

17) Hattenhauer MG, Leavitt JA, Hodge DO, Grill R, Gray DT. Incidence of nonarteritic anterior ischemic optic neuropathy. *Am J Ophthalmol* 1997; 123: 103–107

18) Campbell UB, Walker AM, Gaffney M, Petronis KR, Creanga D, Quinn S, Klein BE, Laties AM, Lewis M, Sharlip ID, Kolitsopoulos F, Klee BJ, Mo J, Reynolds RF. Acute nonarteritic anterior ischemic optic neuropathy and exposure to phosphodiesterase type 5 inihibitors. *J Sex Med* 2015; 12: 139–151

19) 独立行政法人医薬品医療機器総合機構. 副作用が疑われる症例報告に関する情報. http://www.info.pmda.go.jp/fsearch/jsp/menu_fukusayou_base.jsp (検索式：バイアグラ or レビトラ or シアリス×虚血性視神経症 or 視野欠損 or 失明 or 暗点 or 視神経梗塞 or 視力障害, 最終アクセス 2017 年 11 月 1 日)

20) Khan AS, Sheikh Z, Khan S, Dwivedi R, Benjamin E. Viagra deafness—sensorineural hearing loss and phosphodiesterase-5 inhibitors. *Laryngoscope* 2011; 121: 1049–1054

21) Maddox PT, Saunders J, Chandrasekhar SS. Sudden hearing loss from PDE-5 inhibitors: a possible cellular stress etiology. *Laryngoscope* 2009; 119: 1586–1589

22) 独立行政法人医薬品医療機器総合機構. 副作用が疑われる症例報告に関する情報. http://www.info.pmda.go.jp/fsearch/jsp/menu_fukusayou_base.jsp (検索式：バイアグラ or レビトラ or シアリス×突発性難聴 or 難聴 or 唖 or 聴力障害, 最終アクセス 2017 年 11 月 1 日)

23) Michl U, Molfenter F, Graefen M, Tennstedt P, Ahyai S, Beyer B, Budäus L, Haese A, Heinzer H, Oh SJ, Salomon G, Schlomm T, Steuber T, Thederan I, Huland H, Tilki D. Use of phosphodiesterase type 5 inhibitors may adversely impact biochemical recurrence after radical prostatectomy. *J Urol* 2015; 193: 479–483

24) Gallina A, Bianchi M, Gandaglia G, Cucchiara V, Suardi N, Montorsi F, Briganti A. A detailed analysis of the association between postoperative phosphodiesterase type 5 inihibitor use and the risk of biochemical recurrence after radical prostatectomy. *Eur Urol* 2015; 68: 750–753

25) Kim SJ, Kim JH, Chang HK, Kim KH. Let's rethinking about the safety of phosphodiesterase type 5 inhibitor in the patients with erectile dysfunction after radical prostatectomy. *J Exerc Rehabil* 2016; 12: 143-147

26) Li WQ, Qureshi AA, Robinson KC, Han J. Sildenafil use and increased risk of incident melanoma in US men. A prospective cohort study. *JAMA Int Med* 2014; 174: 964-970

27) Loeb S, Folkvaljion Y, Lambe M, Robinson D, Garmo H, Ingvar C, Stattin P. Use of phosphodiesterase type 5 inhibitors for erectile dysfunction and risk of malignant melanoma. *JAMA* 2015; 313: 2449-2455

28) Tang H, Wu W, Fu S, Zhai S, Song Y, Han J. Phosphodiesterase type 5 inhibitors and risk of melanoma: a meta-analysis. *J Am Acad Dermatol* 2017; 77: 480-488

29) Matthews A, Langan SM, Douglas IJ, Smeeth L, Bhaskaran K. Phosphodiesterase type 5 inhibitors and risk of malignant melanoma: matched cohort study using primary care data from the UK Clinical Practice Research Datalink. *PLoS Med* 2016; 13: e1002037. doi: 10.1371

30) 独立行政法人医薬品医療機器総合機構．副作用が疑われる症例報告に関する情報．http://www.info.pmda.go.jp/fsearch/jsp/menu_fukusayou_base.jsp（検索式：バイアグラ or レビトラ or シアリス×悪性黒色腫 or 黒色腫 or メラノーマ or 皮膚癌, 最終アクセス2017年11月1日）

31) Sur RL, Kane CJ. Sildenafil citrate-associated priapism. *Urology* 2000; 55: 950

32) King SH, Hallock M, Strote J, Wessells H. Tadalafil-associated priapism. *Urology* 2005; 66: 432

33) 独立行政法人医薬品医療機器総合機構．副作用が疑われる症例報告に関する情報．http://www.info.pmda.go.jp/fsearch/jsp/menu_fukusayou_base.jsp（検索式：バイアグラ or レビトラ or シアリス×持続勃起, 最終アクセス2017年1月25日）

34) Cheitlin MD, Hutter AM Jr, Brindis RG, Ganz P, Kaul S, Russell RO Jr, Zusman RM; Technology and Practice Exective Committee. Use of sildenafil（Viagra）in patients with cardiovascular disease. *Circulation* 1999; 99: 168-177

35) Müller A, Shelton J, Parker M, Guhring P, Mulhall JP. Nitrate cessation profiles in men wishing to use sildenafil citrate. *Urology* 2007; 69: 946-949

36) Corona G, Rastrelli G, Burri A, Serra E, Gianfrilli D, Mannucci E, Jannini EA, Maggi M. First-generation phosphodiesterase type 5 inihibitors dropout: a comprehensive review and meta-analysis. *Andrology* 2016; 4: 1002-1009

37) Sato Y, Tanda H, Kato S, Onishi S, Nitta T, Koroku M. How long do patients with erectile dysfunction continue to use sildenafil citrate? Dropout rate from treatment course as outcome in real life. *Int J Urol* 2007; 14: 339-342

38) Hatzimouratidis K, Salonia A, Adaikan G, Buvat J, Carrier S, El-Meliegy A, McCullough A, Torres LO, Khera M. Pharmacotherapy for erectile dysfunction: recommendations from the Fourth International Consultation for Sexual Medicine（ICSM 2015）. *J Sex Med* 2016; 13: 465-488

39) Atiemo HO, Szostak MJ, Sklar GN. Salvage of sildenafil failure reffered from primary care physicians. *J Urol* 2003; 170: 2356-2358

40) Barada J. Salvage of "sildenafil（Viagra）failures". Benefits of patient and retreatment with sildenafil. *Int J Impot Res* 2001; 13（Suppl 4）: S49-S50

41) McCullough AR, Barada JH, Fawzy A, Guay AT, Hatzichristou D. Achieving treatment optimization with sildenafil citrate（Viagra）in patients with erectile dysfunction. *Urology* 2002; 60（Suppl 2）: 28-38

42) Jiann BP, Yu CC, Su CC, Huang JK. Rechallenge prior sildenafil nonresponders. *Int J Impot Res* 2004; 16: 64-68

43) Hatzichristou D, Moysidis K, Apostolidis A, Bekos A, Tzortzis V, Hatzimouratidis K, Ioannidis E. Sildenafil failure may be due to inadequate patient instructions and follow-up: a study on 100 non-responders. *Eur Urol* 2005; 47: 518-522

44) Hatzimouratidis K, Moysidis K, Bekos A, Tsimtsiou Z, Ioannidis E, Hatzichristou D. Treatment strategy for "non-responders" to tadalafil and vardenafil: a real life study. *Eur Urol* 2006; 50: 126-133

45) Jackson G, Arver S, Banks I, Stecher VJ. Counterfeit phosphodiesterase type 5 inhibitors pose significant safety risks. *Int J Clin Pract* 2010; 64: 497-504

46）佐々木春明, 永尾光一, 石井延久, 杉田 稔, 丸茂 健. インターネットを介した偽造ED医薬品4社合同調査. 日性機能会誌 2010; 25: 19–28
47）出雲博子, 比良野圭太, 中川朋子, 門伝昌巳, 百瀬葉子, 衛藤 光, 根本憲一. 偽造シアリス®（タダラフィル）により重篤な低血糖症を来たした一例. 糖尿病 2011; 54: 906–909
48）Kuramoto N, Yabe D, Kurose T, Seino Y. A case of hypoglycemia due to illegitimate sexual enhancement medication. *Diabetes Res Clin Pract* 2015; 108: e8–e10

# 7 Clinical Questions

**CQ1** テストステロン低下を伴ったEDに対するテストステロン補充療法は有効か？

**推奨** テストステロン低下を伴ったED患者へのテストステロン補充療法を実施することを強く推奨する。

　RCTを集約したメタアナリシスではテストステロン補充療法（testosterone replacement therapy: TRT）によって勃起機能と性欲は有意な改善を認めた[1]。改善効果は製薬会社のサポートによるRCTにおいて顕著であったが，これについて著者らは出版バイアスよりも試験デザインの違いによる可能性が高いとしている。65歳以上の高齢性腺機能低下男性を対象にした1年間のテストステロンゲルによる大規模な二重盲検試験（$n=790$）ではTRT群でIIEF-EFドメインの改善を有意に認めた[2]。同じ研究グループによる性機能に関するサブ解析において，テストステロン上昇の程度は性行為と性欲に関与していたが勃起機能には寄与していないことがわかった[3]。この理由は明らかではないが，勃起機能の改善には補正すべきテストステロンの閾値が存在する可能性を著者らは指摘している。

　また，製薬会社主導の2つの研究では相反する結論が導き出されている。Gianattiらの総テストステロン≦12 nmol/Lの2型糖尿病症例に対して行われた40週のTRT（testosterone undecanoateを使用）研究では，勃起機能に対して有意な改善は認めなかった[4]。逆にHackettらは，総テストステロン≦8 nmol/Lまたは遊離テストステロン≦0.18 nmol/Lの比較的重度の性腺機能低下を有する2型糖尿病症例で30週のTRT（testosterone undecanoateを使用）によって勃起機能改善効果が認められるとしている[5]。同様の対照群に対する同様の試験デザインで異なる結果が導き出されたのは，対照群のテストステロンの基礎値が影響している可能性が高く，治療開始時のテストステロン値がより低い患者で勃起機能に関してTRTの有効性が高い可能性を示している。

　TRTはPDE5阻害薬の有効性を高める可能性が指摘されている。動物実験ではテストステロンは一酸化窒素合成酵素（NOS）とPDE5双方の発現を制御していることがわかっており，テストステロンの存在はPDE5阻害薬の適切な機能において不可欠であるとされる[6]。PDE5阻害薬無効例に対するTRTの効果を検討したBuvatらのRCTでは，総テストステロンが4 ng/mL未満のタダラフィル10 mg連日投与

に反応しなかったED患者を対象にTRTを行った。その結果，総テストステロン基礎値が3 ng/mL以下の低テストステロン患者においてのみTRTはPDE5阻害薬の有効性向上に有益であった[7]。しかしながら，メタアナリシスではTRTのPDE5阻害薬へのアドオン効果は限定的で有意な結果を導き出せなかった。これは多くの検討で対照群にテストステロン正常患者が混入していることによるものと考えられており，低テストステロン患者に限れば有効である可能性が考えられている。

### 参考文献

1) Corona G, Isidori AM, Buvat J, Aversa A, Rastrelli G, Hackett G, Rochira V, Sforza A, Lenzi A, Mannucci E, Maggi M. Testosterone supplementation and sexual function: a meta-analysis study. *J Sex Med* 2014; 11: 1577–1592
2) Snyder PJ, Bhasin S, Cunningham GR, Matsumoto AM, Stephens-Shields AJ, Cauley JA, Gill TM, Barrett-Connor E, Swerdloff RS, Wang C, Ensrud KE, Lewis CE, Farrar JT, Cella D, Rosen RC, Pahor M, Crandall JP, Molitch ME, Cifelli D, Dougar D, Fluharty L, Resnick SM, Storer TW, Anton S, Basaria S, Diem SJ, Hou X, Mohler ER 3rd, Parsons JK, Wenger NK, Zeldow B, Landis JR, Ellenberg SS; Testosterone Trials Investigators. Effects of testosterone treatment in older men. *N Engl J Med* 2016; 374: 611–624
3) Cunningham GR, Stephens-Shields AJ, Rosen RC, Wang C, Bhasin S, Matsumoto AM, Parsons JK, Gill TM, Molitch ME, Farrar JT, Cella D, Barrett-Connor E, Cauley JA, Cifelli D, Crandall JP, Ensrud KE, Gallagher L, Zeldow B, Lewis CE, Pahor M, Swerdloff RS, Hou X, Anton S, Basaria S, Diem SJ, Tabatabaie V, Ellenberg SS, Snyder PJ. Testosterone treatment and sexual function in older men with low testosterone levels. *J Clin Endocrinol Metab* 2016; 101: 3096–3104
4) Gianatti EJ, Dupuis P, Hoermann R, Zajac JD, Grossmann M. Effect of testosterone treatment on constitutional and sexual symptoms in men with type 2 diabetes in a randomized, placebo-controlled clinical trial. *J Clin Endocrinol Metab* 2014; 99: 3821–3828
5) Hackett G, Cole N, Saghir A, Jones P, Strange RC, Ramachandran S. Testosterone undecanoate improves sexual function in men with type 2 diabetes and severe hypogonadism: results from a 30-week randomized placebo-controlled study. *BJU Int* 2016; 118: 804–813
6) Traish AM, Guay AT. Are androgens critical for penile erections in humans? Examining the clinical and preclinical evidence. *J Sex Med* 2006; 3: 382–407
7) Buvat J, Montorsi F, Maggi M, Porst H, Kaipia A, Colson MH, Cuzin B, Moncada I, Martin-Morales A, Yassin A, Meuleman E, Eardley I, Dean JD, Shabsigh R. Hypogonadal men nonresponders to the PDE5 inhibitor tadalafil benefit from normalization of testosterone levels with a 1% hydroalcoholic testosterone gel in the treatment of erectile dysfunction (TADTEST study). *J Sex Med* 2011; 8: 284–293

## CQ2 心因性EDに対してPDE5阻害薬は有効か？

**推奨** 心因性EDに対してPDE5阻害薬単独よりもPDE5阻害薬と心理療法の併用を強く推奨する。

EDは，その原因によって心因性と器質性に大別される。心因性EDには，精神疾患に由来したものも含まれ，その精神疾患の性質や重症度によっては，原疾患の

治療，向精神薬の検討といったことがED治療の原則になる。一方，器質性EDは原疾患である身体の治療が原則となるが，精神面へのかかわりは重要でありEDの予後を左右することがある。

ED診療において，心因性要因，パートナーとの関連，背景因子，生活におけるストレスなどをしっかりと臨床的に検索することは重要である[1]。心因がEDの主な要因であれば，心理療法の対象となる。心理療法には，精神分析療法，支持的精神療法，感覚集中訓練，自立訓練法，脱感作療法，マリッジ・カウンセリング，性教育，コミュニケーションと性的な技術訓練や，マスターベーション訓練などがあげられる[2]。また，文献的考察によるエキスパートの意見として，すべての男性性機能障害に対してカウンセリングが行われるべきとされている[3]。しかし，先にあげた専門的な心理療法は一般医家にとっては容易ではない。日常診療におけるED治療のファーストライン治療は，ICSM（International Consultation for Sexual Medicine）2015においてもPDE5阻害薬である[4]。

これらのことを踏まえ，EDに対する治療として，心理療法，PDE5阻害薬，その併用療法の有効性について検討した。

唯一のメタアナリシスは，1998年から2012年の間の文献検索によって得られた8件の報告（2002〜2009年に発表）からなる[5]。対象として562名が含まれていた。国別では米国では3件[6-8]，ブラジルで2件[9,10]，オーストラリア[11]，中国[12]，エジプト[13]でそれぞれ1件であった。

使用された薬剤については，1件は特定されていなかった[11]が，他のすべてはPDE5阻害薬としてシルデナフィルが用いられていた。

Psychological Intervention（PI：心理学的介入）で用いられた技法については，報告のうち1件はカウンセリング[9]，3件は認知行動療法[6,7,13]に基づくセックスとカップル療法，2件は心理教育と性教育[8,13]，1件はインターネットによる認知行動療法[11]が用いられていた。1件はPIの内容が記されていなかった[12]。PIにかけられた時間は，報告のうち7件で記されており，1〜26セッションの範囲であった。

ED症状の転帰はすべての研究で記されていたが，性的満足度については4件しか記されていなかった。

併用療法は，ED症状および性的満足度に対して，PDE5阻害薬単独またはPI単独よりも，さらなる効果を認めた。

併用療法は，2つのRCTではPDE5阻害薬単独より，1つのRCTではPI単独よりも有意な効果を認めた。4つのRCTでは，併用療法とPDE5阻害薬単独との間に有意差は認められなかった。1つのRCTでは，併用治療とPIとの間に有意差は認められなかった。

併用治療の優位性は，PIにかけられた時間とは無関係であった。

PI単独がPDE5阻害薬単独よりも効果的であるということはなかった。

### ED 症状に対する効果

　併用療法と PDE5 阻害薬単独の比較（7 件[6-10, 12, 13]）では，併用療法が PDE5 阻害薬単独よりも有意な効果を認めた。全体的な効果の大きさは 0.45（95％ CI 0.02-0.89）であり，PDE5 阻害薬単独よりも優位性を示している。

　併用療法と PI 単独の比較（4 件）では，有意差はなかった。PI 単独と PDE5 阻害薬単独の比較（3 件）では，有意差はなかった。

### 性的満足度に対する効果

　併用療法と PDE5 阻害薬単独の比較（3 件）では，併用療法が PDE5 阻害薬単独よりも有意な効果を認めた。併用療法と PI 単独の比較（2 件）では，併用治療が有意な効果を認めた。

　PI 単独と PDE5 阻害薬単独を比較するには情報が不十分であった。1 つの RCT において，PI 単独は PDE5 阻害薬単独より有意に優れていたが，別の RCT ではその反対であった。

#### 参考文献

1) Brotto L, Atallah S, Johnson-Agbakwu C, Rosenbaum T, Abdo C, Byers ES, Graham C, Nobre P, Wylie K. Psychological and interpersonal dimensions of sexual function and dysfunction. *J Sex Med* 2016; 13: 538-571
2) 織田裕行．心因性 ED．臨泌 2016; 70: 1023-1027
3) Jannini EA, Isidori AM, Aversa A, Lenzi A, Althof SE. Which is first? The controversial issue of precedence in the treatment of male sexual dysfunctions. *J Sex Med* 2013; 10: 2359-2369
4) Hatzimouratidis K, Salonia A, Adaikan G, Buvat J, Carrier S, El-Meliegy A, McCullough A, Torres LO, Khera M. Pharmacotherapy for erectile dysfunction: recommendations from the Fourth International Consultation for Sexual Medicine（ICSM 2015）. *J Sex Med* 2016; 13: 465-488
5) Schmidt HM, Munder T, Gerger H, Frühauf S, Barth J. Combination of psychological intervention and phosphodiesterase-5 inhibitors for erectile dysfunction: a narrative review and meta-analysis. *J Sex Med* 2014; 11: 1376-1391
6) Aubin S, Heiman J, Berger RE, Murallo AV, Yung-Wen L. Comparing sildenafil alone vs. sildenafil plus brief couple sex therapy on erectile dysfunction and couples' sexual and marital quality of life: a pilot study. *J Sex Marital Ther* 2009; 35: 122-143
7) Banner LL, Anderson RU. Integrated sildenafil and cognitive-behavior sex therapy for psychogenic erectile dysfunction: a pilot study. *J Sex Med* 2007; 4: 1117-1125
8) Phelps J, Jain A, Monga M. The PsychoedPlusMed approach to erectile dysfunction treatment: the impact of combining a psychoeducational intervention with sildenafil. *J Sex Marital Ther* 2004; 30: 305-314
9) Abdo CH, Afif-Abdo J, Otani F, Machado AC. Sexual satisfaction among patients with erectile dysfunction treated with counseling, sildenafil, or both. *J Sex Med* 2008; 5: 1720-1726
10) Melnik T, Abdo CH. Psychogenic erectile dysfunction: comparative study of three therapeutic approaches. *J Sex Marital Ther* 2005; 31: 243-255
11) McCabe MP, Price E, Piterman L, Lording D. Evaluation of an internet-based psychological intervention for the treatment of erectile dysfunction. *Int J Impot Res* 2008; 20: 324-330
12) Bai WJ, Wang XF, Jiang XT, Qu HW, Zhu JC. Therapeutic choices of penile erectile dysfunction. *Zhonghua Nan Ke Xue* 2002; 8: 332-334
13) Shamloul R. Management of honeymoon impotence. *J Sex Med* 2006; 3: 361-366

## CQ3　ED 患者の生活習慣への介入は勃起機能改善に有効か？

**推奨**　肥満に対する食事療法，運動療法，喫煙に対する禁煙指導を勃起機能改善のために行うことを強く推奨する。

　肥満合併例では運動やカロリー制限などの生活習慣介入による体重減少は，肥満者の ED を改善する。運動介入による RCT により，有酸素運動によって勃起機能が改善することが示されている。前立腺癌の放射線治療例や心疾患合併例においても，活動量増加を目指した介入は勃起機能に有効であった。また，喫煙への介入は勃起機能改善に働くことが推測される。しかし，日本人における生活介入による勃起機能維持への効果については，今後さらなる研究が必要と思われる。

　肥満や過体重に合併した勃起機能については，イタリア人 209 名[1]，シンガポール人 48 名[2] および 70 名[3]，イタリア人 110 名[4]，オーストラリア人 145 名[5] を対象としたカロリー制限，体重減少プログラム，低カロリー食などの介入研究が行われている。いずれも介入群で勃起機能維持のために保護的に働いていた。また，肥満および過体重を伴ったアメリカ人 2 型糖尿病 306 名でのコホート研究で，生活介入群においては通常の糖尿病サポートや教育のみ行った例と比して，有意に体重が減少し，IIEF が改善し，悪化例が有意に減少していた[6]。食事内容については高蛋白低脂肪と高炭水化物低脂肪との比較では勃起機能への影響は差がなかった[7]。食事内容のエビデンスは明らかではないが，いずれの方法においても生活介入による体重減少は勃起機能を改善すると考えられる。

　メタボリックシンドロームに合併した ED では，タダラフィル 5 mg と比較して，タダラフィル 5 mg に加えて週 3 回，1 回 30 分の有酸素運動を併用した群では有意に勃起機能が改善していた[8]。また，同様なランダム化比較試験においても同様な結果が得られている[8,9]。エチオピアで行われた高血圧を有した ED へのランダム化比較試験でも，運動介入群では非介入群と比して改善している[10]。また，前立腺癌への放射線治療でのランダム化比較試験では，早期からの運動介入により勃起機能が改善していた[11]。心疾患を合併した症例でのランダム化比較試験では，ブラジル人 86 名では積極的な野外歩行の指導によって勃起機能が改善しており，6 分間歩行距離は勃起機能と負の関連性があった[12]。ポーランド人 138 名でのランダム化比較試験では，介入前の運動量と勃起機能が有意に相関し，心臓リハビリ群で有意に IIEF-5 が改善していた[13]。

　喫煙への介入については，中国人 719 名への禁煙に関するランダム化比較試験では，介入を行い禁煙ができた群では 6 カ月後の勃起機能が 53.8% で改善し，禁煙ができなかった群では 28.1% であった[14]。また，イラン人 281 名への前向きコホート研究では，1 年後の禁煙者では 25% 以上で改善し，年齢別ではより若年

で，ベースラインの ED の程度は重症度が低いほどより改善していた[15]。禁煙による勃起機能へは保護的に働くことが推測されるが，より若年で，軽症での効果が高いことが推測される。

### ■ 参考文献

1) Esposito K, Ciotola M, Giugliano F, Maiorino MI, Autorino R, De Sio M, Giugliano G, Nicoletti G, D'Andrea F, Giugliano D. Effects of intensive lifestyle changes on erectile dysfunction in men. *J Sex Med* 2009; 6: 243–250
2) Khoo J, Ling PS, Tan J, Teo A, Ng HL, Chen RY, Tay TL, Tan E, Cheong M. Comparing the effects of meal replacements with reduced-fat diet on weight, sexual and endothelial function, testosterone and quality of life in obese Asian men. *Int J Impot Res* 2014; 26: 61–66
3) Khoo J, Piantadosi C, Worthley S, Wittert GA. Effects of a low-energy diet on sexual function and lower urinary tract symptoms in obese men. *Int J Obes (Lond)* 2010; 34: 1396–1403
4) Esposito K, Giugliano F, Di Palo C, Giugliano G, Marfella R, D'Andrea F, D'Armiento M, Giugliano D. Effect of lifestyle changes on erectile dysfunction in obese men: a randomized controlled trial. *JAMA* 2004; 291: 2978–2984
5) Hehemann MC, Kashanian JA. Can lifestyle modification affect men's erectile function? *Transl Androl Urol* 2016; 5: 187–194
6) Wing RR, Rosen RC, Fava JL, Bahnson J, Brancati F, Gendrano Iii IN, Kitabchi A, Schneider SH, Wadden TA. Effects of weight loss intervention on erectile function in older men with type 2 diabetes in the Look AHEAD trial. *J Sex Med* 2010; 7: 156–165
7) Moran LJ, Brinkworth GD, Martin S, Wycherley TP, Stuckey B, Lutze J, Clifton PM, Wittert GA, Noakes M. Long-term effects of a randomised controlled trial comparing high protein or high carbohydrate weight loss diets on testosterone, SHBG, erectile and urinary function in overweight and obese men. *PLoS One* 2016; 11: e0161297
8) Maresca L, D'Agostino M, Castaldo L, Vitelli A, Mancini M, Torella G, Lucci R, Albano G, Del Forno D, Ferro M, Altieri V, Giallauria F, Vigorito C. Exercise training improves erectile dysfunction (ED) in patients with metabolic syndrome on phosphodiesterase-5 (PDE-5) inhibitors. *Monaldi Arch Chest Dis* 2013; 80: 177–180
9) Maio G, Saraeb S, Marchiori A. Physical activity and PDE5 inhibitors in the treatment of erectile dysfunction: results of a randomized controlled study. *J Sex Med* 2010; 7: 2201–2208
10) Lamina S, Okoye CG, Dagogo TT. Therapeutic effect of an interval exercise training program in the management of erectile dysfunction in hypertensive patients. *J Clin Hypertens (Greenwich)* 2009; 11: 125–129
11) Lin YH, Yu TJ, Lin VC, Wang HP, Lu K. Effects of early pelvic-floor muscle exercise for sexual dysfunction in radical prostatectomy recipients. *Cancer Nurs* 2012; 35: 106–114
12) Begot I, Peixoto TC, Gonzaga LR, Bolzan DW, Papa V, Carvalho AC, Arena R, Gomes WJ, Guizilini S. A home-based walking program improves erectile dysfunction in men with an acute myocardial infarction. *Am J Cardiol* 2015; 115: 571–575
13) Kałka D, Domagała Z, Dworak J, Womperski K, Rusiecki L, Marciniak W, Adamus J, Pilecki W. Association between physical exercise and quality of erection in men with ischaemic heart disease and erectile dysfunction subjected to physical training. *Kardiol Pol* 2013; 71: 573–580
14) Chan SS, Leung DY, Abdullah AS, Lo SS, Yip AW, Kok WM, Ho SY, Lam TH. Smoking-cessation and adherence intervention among Chinese patients with erectile dysfunction. *Am J Prev Med* 2010; 39: 251–258
15) Pourmand G, Alidaee MR, Rasuli S, Maleki A, Mehrsai A. Do cigarette smokers with erectile dysfunction benefit from stopping?: a prospective study. *BJU Int* 2004; 94: 1310–1313

## CQ4 BPH/LUTS を合併する ED 患者に対して PDE5 阻害薬は勃起機能を回復させるか？

**推奨** BPH/LUTS を合併する ED 患者に対する前立腺の外科的治療で勃起機能が改善した報告はない。薬物療法では PDE5 阻害薬が LUTS と ED を改善させる。$α_1$ 遮断薬は ED 発生率が少なく，勃起機能の改善が認められたとする報告もある。5α 還元酵素阻害薬は性欲を低下させるが，PDE5 阻害薬を併用することで勃起機能は維持される。

調べ得た限りでは，前立腺肥大症を伴う男性下部尿路症状（BPH/LUTS）を合併する ED 患者に対する前立腺の外科的治療において勃起機能が改善したという報告はない。一方，BPH/LUTS の外科的治療における ED の発生率は 0〜21.4% の報告があり，ED を危惧する場合の手術療法はホルミウムレーザー前立腺核出術（HoLEP），ホルミウムレーザー前立腺蒸散術（HoLAP），光選択的前立腺レーザー蒸散術（PVP）といったレーザー治療が推奨される[1-4]。

BPH/LUTS に対する薬物療法と勃起機能の関連については，いくつかの報告がみられる。EAU ガイドライン 2015 では，年齢や他の併存疾患や生活習慣と関係なく，BPH/LUTS と性機能障害は密接な関連があるとされており，ED と LUTS を合併する患者にはタダラフィル 5 mg の連日投与が推奨されている[5]。過活動膀胱症状のある多発性硬化症で ED を合併する患者に対するタダラフィル 5 mg 連日投与で蓄尿症状と IIEF-5 の有意な改善を認めたとする報告もある[6]。さらに，PDE-5 阻害薬が排尿症状をもつ ED 患者に対して有意に排尿症状と ED を改善させたとする報告がある[7]。

勃起機能に関して，$α_1$ 遮断薬とプラセボの RCT におけるメタアナリシスがあり，タムスロシンで 0.8〜4.4%，プラセボで 0〜3.4% の ED 発生率であった[8]。勃起機能の改善については，$α_1$ 遮断薬の小規模 RCT でナフトピジルが IIEF-5 を改善させたという報告がある[9]。5α 還元酵素阻害薬は性欲を低下させるが，PDE5 阻害薬を併用することで勃起機能は維持される[10]。

### 参考文献

1) Soleimani M, Hosseini SY, Aliasgari M, Dadkhah F, Lashay A, Amini E. Erectile dysfunction after prostatectomy: an evaluation of the risk factors. *Scand J Urol Nephrol* 2009; 43: 277−281
2) Gravas S, Bach T, Bachmann A, Drake M, Gacci M, Gratzke C, Madersbacher S, Mamoulakis C, Tikkinen KAO. EAU Guidelines on Management of Non-Neurogenic Male Lower Urinary Tract Symptoms（LUTS）, incl. Benign Prostatic Obstruction（BPO）. European Association of Urology（EAU）, 2016. https://uroweb.org/wp-content/uploads/EAU-Guidelines-Management-of-non-neurogenic-male-LUTS-2016.pdf
3) McVary KT, Roehrborn CG, Avins AL, Barry MJ, Bruskewitz RC, Donnell RF, Foster HE Jr, Gonzalez CM, Kaplan SA, Penson DR, Ulchaker JC, Wei JT. AUA Guideline: Management of Benign Prostatic Hyperplasia（BPH）. American Urological Association（AUA）, 2010. http://www.auanet.org/guidelines/

benign-prostatic-hyperplasia-（2010-reviewed-and-validity-confirmed-2014）
4) Elshal AM, Elmansy HM, Elkoushy MA, Elhilali MM. Male sexual function outcome after three laser prostate surgical techniques: a single center perspective. *Urology* 2012; 80: 1098-1104
5) Hatzimouratidis H, Giuliano F, Moncada I, Muneer A, Salonia A, Verze P. EAU Guidelines on Erectile Dysfunction, Premature Ejaculation, Penile Curvature and Priapism. European Association of Urology（EAU）. http://uroweb.org/wp-content/uploads/EAU-Guidelines-Male-Sexual-Dysfunction-2016-3.pdf
6) Francomano D, Ilacqua A, Cortese A, Tartaglia G, Lenzi A, Inghilleri M, Aversa A. Effects of daily tadalafil on lower urinary tract symptoms in young men with multiple sclerosis and erectile dysfunction: a pilot study. *J Endocrinol Invest* 2017; 40: 275-279
7) Giuliano F, Oelke M, Jungwirth A, Hatzimouratidis K, Watts S, Cox D, Viktrup L. Tadalafil once daily improves ejaculatory function, erectile function, and sexual satisfaction in men with lower urinary tract symptoms suggestive of benign prostatic hyperplasia and erectile dysfunction: results from a randomized, placebo- and tamsulosin-controlled, 12-week double-blind study. *J Sex Med* 2013; 10: 857-865
8) van Dijk MM, de la Rosette JJ, Michel MC. Effects of alpha（1）-adrenoceptor antagonists on male sexual function. *Drugs* 2006; 66: 287-301
9) Yokoyama T, Hara R, Fukumoto K, Fujii T, Jo Y, Miyaji Y, Nagai A, Sone A. Effects of three types of alpha-1 adrenoceptor blocker on lower urinary tract symptoms and sexual function in males with benign prostatic hyperplasia. *Int J Urol* 2011; 18: 225-230
10) Glina S, Roehrborn CG, Esen A, Plekhanov A, Sorsaburu S, Henneges C, Büttner H, Viktrup L. Sexual function in men with lower urinary tract symptoms and prostatic enlargement secondary to benign prostatic hyperplasia: results of a 6-month, randomized, double-blind, placebo-controlled study of tadalafil coadministered with finasteride. *J Sex Med* 2015; 12: 129-138

## CQ5　睡眠時無呼吸症候群の ED 患者に CPAP を導入すると，勃起機能は回復するか？

**推奨**　睡眠時無呼吸症候群を有する ED 患者に対して勃起機能改善を目的として CPAP を使用することを強く推奨する。

　肥満は ED と睡眠時無呼吸症候群の共通のリスクファクターで，睡眠時無呼吸症候群における ED の有病率は高いことが疫学的研究において明らかにされている[1]。また，持続的陽圧呼吸療法（continuous positive airway pressure: CPAP）は睡眠時無呼吸症候群に対する標準的な治療として確立されている。

　前向きコホート研究の多くで CPAP 治療によって IIEF の改善が示されている。ランダム化比較試験では CPAP 治療は PDE5 阻害薬を越える効果はないものの治療後にいずれも改善し，CPAP 治療と PDE5 阻害薬の併用による効果が確認されている。また，PDE5 阻害薬による鼻閉の副作用を勘案し，まずは CPAP 治療を考慮すべきである。しかし，いずれも肥満度が高い諸外国での研究結果であることから，日本人において同様な結果が得られるかはさらなる臨床研究の必要がある。

　欧米人および中国人を対象とした前向きコホート研究（総計 319 名）[2-9]においては，CPAP の導入によって IIEF-5 が有意に改善していた。また，ED と睡眠時無呼吸症候群を合併したアメリカ人 22 名のうち，nocturnal penile tumescence（NPT）が低

下しているものは15名で，うち5名でCPAP治療によって改善した[10]。

一方で，IIEF以外の指標に関する評価は一貫しておらず，ドイツ人39名での検討ではIIEF-15は改善したが，勃起機能は改善していなかった[5]。ポルトガル人98名[11]，オーストラリア人35名の前向き研究[12]ではベースラインからのEDの頻度や重症度は改善したが，有意ではなかった。また，イスラエル人60名の前向き研究ではCPAP治療導入後に改善したものと悪化したものはほぼ同数で[13]，オランダ人48名の前向き研究ではGRISS（Golombok Rust Inventory of Sexual Satisfaction）を用いた評価では性機能に関する項目においては変化がなかった[14]。睡眠時無呼吸症候群への治療別での比較では，CPAP治療やオーラルアプライアンスではベースラインからのIIEF-5は改善しなかった[15]。

ランダム化比較試験は4つ報告されており，トルコ人40名を対象としたCPAP治療と選択的セロトニン再取り込み阻害薬とのランダム化比較試験では，CPAP治療はIIEF-5を有意に改善していた[16]。また，ギリシャ人40名を対象としたPDE5阻害薬とCPAP治療とのランダム化比較試験において，CPAP治療は治療前から比べるとIIEF-5は改善したが，PDE5阻害薬による効果よりも劣っていた[17]。イタリア人を対象とした同様な研究でも同じようにCPAP治療によってIIEFは改善していたが，PDE5阻害薬がより効果的であった[18]。また，ギリシャ人40名を対象としたCPAP治療単独とCPAP治療にPDE5阻害薬との併用療法のクロスオーバー試験においては，PDE5阻害薬併用群で，より性交の成功率が増加していた[19]。

### 参考文献

1) Liu L, Kang R, Zhao S, Zhang T, Zhu W, Li E, Li F, Wan S, Zhao Z. Sexual dysfunction in patients with obstructive sleep apnea: a systematic review and meta-analysis. *J Sex Med* 2015; 12: 1992–2003
2) Acar M, Kaya C, Catli T, Hanci D, Bolluk O, Aydin Y. Effect of nasal continuous positive airway pressure therapy on partners' sexual life. *Eur Arch Otorhinolaryngol* 2016; 273: 133–137
3) Li Z, Tang T, Wu W, Gu L, Du J, Zhao T, Zhou X, Wu H, Qin G. Efficacy of nasal continuous positive airway pressure on patients with OSA with erectile dysfunction and low sex hormone levels. *Respiratory Medicine* 2016; 119: 130–134
4) Zhang XB, Lin QC, Zeng HQ, Jiang XT, Chen B, Chen X. Erectile dysfunction and sexual hormone levels in men with obstructive sleep apnea: efficacy of continuous positive airway pressure. *Arch Sex Behav* 2016; 45: 235–240
5) Budweiser S, Luigart R, Jörres RA, Kollert F, Kleemann Y, Wieland WF, Pfeifer M, Arzt M. Long-term changes of sexual function in men with obstructive sleep apnea after initiation of continuous positive airway pressure. *J Sex Med* 2013; 10: 524–531
6) Perimenis P, Karkoulias K, Konstantinopoulos A, Alchanatis M, Perimeni PP, Athanasopoulos A, Spyropoulos K. The impact of long-term conventional treatment for overlap syndrome (obstructive sleep apnea and chronic obstructive pulmonary disease) on concurrent erectile dysfunction. *Respir Med* 2007; 101: 210–216
7) Karkoulias K, Perimenis P, Charokopos N, Efremidis G, Sampsonas F, Kaparianos A, Patouchas D, Tsiamita M, Spiropoulos K. Does CPAP therapy improve erectile dysfunction in patients with obstructive sleep apnea syndrome? *Clin Ther* 2007; 158: 515–518
8) Gonçalves MA, Guilleminault C, Ramos E, Palha A, Paiva T. Erectile dysfunction, obstructive sleep apnea syndrome and nasal CPAP treatment. *Sleep Med* 2005; 6: 333–339

9) Husnu T, Ersoz A, Bulent E, Tacettin O, Remzi A, Bulent A, Aydin M. Obstructive sleep apnea and erectile dysfunction: does long term continuous positive airway pressure therapy improve erections. *African Health Sciences* 2015; 15: 171-179
10) Karacan I, Karatas M. Erectile dysfunction in sleep apnea and response to CPAP. *J Sex Marital Ther* 1995; 21: 239-247
11) Cruz IA, Drummond M, Winck JC. Obstructive sleep apnea symptoms beyond sleepiness and snoring: effect of nasal APAP thrapy. *Sleep Breath* 2012; 16: 361-366
12) Knapp A, Myhill PC, Davis WA, Peters KE, Hillman D, Hamilton EJ, Lim EM, Davis TM. Effect of continuous positive airway pressure therapy on sexual function and serum testosterone in male with type 2 diabetes and obstructive sleep apnea. *Clinical Endocrinology（Oxf）* 2014; 81: 254-258
13) Margel D, Tal R, Livne PM, Pillar G. Predictors of erectile function improvement in obstructive sleep apnea patients with long-term CPAP treatment. *Int J Impot Res* 2005; 17: 186-190
14) Hoekema A, Stel AL, Stegenga B, van der Hoeven JH, Wijkstra PJ, van Driel MF, de Bont LG. Sexual function and obstructive sleep apnea-hypopnea: a randomized clinical trial evaluating the effects of oral-appliance and continuous positive airway pressure therapy. *J Sex Med* 2007; 4: 1153-1162
15) Shin HW, Park JH, Park JW, Rhee CS, Lee CH, Min YG, Kim DY. Effects of surgical vs. nonsurgical therapy on erectile dysfunction and quality of life in obstructive sleep apnea syndrome: a pilot study. *J Sex Med* 2013; 10: 2053-2059
16) Taskin U, Yigit O, Acioglu E, Aricigil M, Toktas G, Guzelhan Y. Erectile dysfunction in severe sleep apnea patients and response to CPAP. *Int J Impot Res* 2010; 22: 134-139
17) Perimenis P, Karkoulias K, Konstantinopoulos A, Perimeni PP, Katsenis G, Athanasopoulos A, Spyropoulos K. Sildenafil versus continuous positive airway pressure for erectile dysfunction in men with obstructive sleep apnea: a comparative study of their efficacy and safety and the patient's satisfaction with treatment. *Asian J Androl* 2007; 9: 259-264
18) Pastore AL, Palleschi G, Ripoli A, Silvestri L, Maggioni C, Pagliuca G, Nobili Benedetti FM, Gallo A, Zucchi A, Maurizi A, Costantini E, Carbone A. Severe obstructive sleep apnea syndrome and erectile dysfunction: a prospective randomised study to compare sildenafil vs. nasal continuous positive airway pressure. *Int J Clin Pract* 2014; 68: 995-1000
19) Perimenis P, Konstantinopoulos A, Karkoulias K, Markou S, Perimeni P, Spyropoulos K. Sildenafil combined with continuous positive airway pressure for treatment of erectile dysfunction in men with obstructive sleep apnea. *Int Urol Nephrol* 2007; 39: 547-552

## CQ6 心血管リスクファクターを有しているが心血管疾患を発生していないED患者に対して，心血管疾患発生の予防目的で心血管リスクファクターへの介入をすべきか？

**推奨** 心血管リスクファクターを有しているが心血管疾患を発生していないED患者に対して，心血管疾患発生の予防目的で心血管リスクファクターへの介入を強く推奨する。

ED患者は，高血圧，糖尿病，喫煙，脂質異常症，メタボリックシンドロームといった心血管疾患と共通のリスクファクターを有する[1,2]。また，EDの出現が将来の心血管イベントの前兆になることが報告されている[3,4]。対象集団の中に，EDの患者がどの程度含まれているか不明であるが，脂質異常症，高血圧，糖尿病への薬物療法，禁煙が心血管疾患の一次予防として有効であることは，数々の大規模臨

床研究で証明されている[5]。

したがって，心血管疾患を発生していないED患者に対しては，EDと心血管疾患に共通するリスクファクターに積極的に介入することが必要であるといえる。

■ 参考文献

1) Rosen RC, Wing R, Schneider S, Gendrano N 3rd. Epidemiology of erectile dysfunction: the role of medical comorbidities and lifestyle factors. *Urol Clin North Am* 2005; 32: 403–417
2) Hyde Z, Flicker L, Hankey GJ, Almeida OP, McCaul KA, Chubb SA, Yeap BB. Prevalence and predictors of sexual problems in men aged 75–95 years: a population-based study. *J Sex Med* 2012; 9: 442–453
3) Gazzaruso C, Giordanetti S, De Amici E, Bertone G, Falcone C, Geroldi D, Fratino P, Solerte SB, Garzaniti A. Relationship between erectile dysfunction and silent myocardial ischemia in apparently uncomplicated type 2 diabetic patients. *Circulation* 2004; 110: 22–26
4) Thompson IM, Tangen CM, Goodman PJ, Probstfield JL, Moinpour CM, Coltman CA. Erectile dysfunction and subsequent cardiovascular disease. *JAMA* 2005; 294: 2996–3002
5) Nabel EG, Braunwald E. A tale of coronary artery disease and myocardial infarction. *N Engl J Med* 2012; 366: 54–63

## CQ7 薬剤性EDを疑う症例に対して，原因薬剤の変更/中止をすべきか？

**推奨** 薬剤性EDを疑った場合，薬剤の変更または中止を弱く推奨する。ただし、変更・中止は困難な場合が多い。

多くの薬剤がEDを引き起こす（p.19「4. リスクファクター 11. 薬剤」参照）。薬剤性EDの対処法としては，経過観察（EDが自然に改善するのを待つ），原因薬剤を減量もしくは中止する，PDE5阻害薬などのED治療薬を追加する，休薬日を作る，カウンセリングと教育とされている[1]。

以下，降圧薬，抗うつ薬，抗精神病薬，5α還元酵素阻害薬，前立腺癌に対するアンドロゲン除去療法について述べる。

① 降圧薬の切り替えによって，薬剤性EDの改善が確認できるようなコントロールされた研究はない。しかし，薬剤によって，EDの発生率が違うとされており（p.19参照），利尿薬，β遮断薬，カルシウムチャネル遮断薬は勃起機能への悪影響を示唆する報告が多く，α遮断薬，アンジオテンシン変換酵素（ACE）阻害薬に関しては影響がなく，アンジオテンシンⅡ受容体拮抗薬（ARB）に関しては，保護的に働くという報告が多いため[2]，よりリスクの少ない降圧薬を使用することが望ましい。

なお，降圧薬の休薬に関しては，適正な生活習慣の継続および血圧の定期観察が条件であり，治療前に臓器障害や合併症のないⅠ度高血圧である場合以外

は推奨できないとされる[3]。

② 抗うつ薬の休薬，切り替えに関して，コントロールされた研究は存在しない[4]。抗精神病薬の切り替えに関して，リスペリドンまたは定型的抗精神病薬からオランザピンに変更したところ，有意に性機能障害が改善したという報告があるが[5]，休薬，切り替えにて勃起機能が改善したというエビデンスはない[4,5]。抗うつ薬によるEDも，抗精神病薬によるEDも，PDE5阻害薬の併用により，有意な勃起機能の改善を認める[4,5]。

③ 前立腺肥大症に用いられる5α還元酵素阻害薬のED相対リスクは1.55と決して高くはないが，副作用のために薬剤を休薬しても，50%の患者しか改善されないという報告もある[6]。

④ 前立腺癌に対するアンドロゲン除去療法は，性欲，勃起，オルガズム，射精のすべてを障害する。間欠的アンドロゲン除去療法は，EDを含めた生活の質を改善する。しかし，この効果は短期的であり，長期的な効果には結論が出ていない[7]。

### 参考文献

1) 日本性機能学会ED診療ガイドライン作成委員会編. ED診療ガイドライン［2012年版］. リッチヒルメディカル, 2012
2) La Torre, Giupponi G, Duffy D, Conca A, Catanzariti D. Sexual dysfunction related to drugs: a critical review. Part IV: cardiovascular drugs. *Pharmacopsychiatry* 2015; 48: 1–6
3) 日本高血圧学会 高血圧治療ガイドライン作成委員会編. 高血圧治療ガイドライン 2014. 日本高血圧学会, 2014
4) Taylor MJ, Rudkin L, Bullemor-Day P, Lubin J, Chukwujekwu C, Hawton K. Strategies for managing sexual dysfunction induced by antidepressant medication. *Cochrane Database Syst Rev* 2013; 31: CD003382
5) Schmidt HM, Hagen M, Kriston L, Soares-Weiser K, Maayan N, Berner MM. Management of sexual dysfunction due to antipsychotic drug therapy. *Cochrane Database Syst Rev* 2012; 11: CD003546
6) Liu L, Zhao S, Li F, Li E, Kang R, Luo L, Luo J, Wan S, Zhao Z. Effect of 5α-reductase inhibitors on sexual function: a meta-analysis and systematic review of randomized controlled trial. *J Sex Med* 2016; 13: 1297–1310
7) Ahmadi H, Daneshmand S. Androgen deprivation therapy: evidence-based management of side effects. *BJU Int* 2013; 111: 543–548

## CQ8 慢性腎臓病によるED患者に対して，腎移植をすることでEDは改善するか？

**Answer** 慢性腎臓病によるED患者に対して，腎移植をすることでEDは改善することが期待される。

慢性腎臓病（chronic kidney disease: CKD）患者（保存期腎不全，血液および腹膜透

析患者および腎移植後の患者）における性機能障害の罹患率を調べたメタアナリシスによれば[1]，21研究における4,389名の男性患者のED罹患率は70%である。また，日本人男性を対象にIIEFを使用して174名の血液透析患者を調査した研究によれば，30歳代の36.4%から年齢とともに上昇し，60歳代では93.1%にのぼる[2]。

腎移植が勃起機能に与える影響について，EDの改善を認めるという報告[3-6]と認めないという報告に分かれる[7-11]。EDが改善する機序としては移植後の血清テストステロンの上昇（0.58〜1.92 ng/mLの上昇）[6,12]，精神心理的な改善[13]などが関与しているといわれている。一方で移植後も依然としてED罹患率は40〜60%と高いとも報告されている[7-11]。CKDや腎代替療法に伴うEDの病態は精神心理的問題，陰茎血流，内分泌異常，糖尿病や高血圧，脂質異常症および末梢神経障害などの合併症が関与し，その影響の程度が移植後のEDの持続に関与していると考えられている[8,10]。非糖尿病患者を対象とした報告では，IIEFで検討したED罹患率は血液透析群と同等であったが，満足度は移植群で良好であったことを報告している[9]。

多くの報告では患者年齢が若いほど移植後のEDの改善が良好であると報告されているが[4,8,14,15]，イタリアからのMironeらの報告のみ患者年齢が若いほど（45歳未満）移植後にEDが悪化することを示している[10]。その報告では，移植による陰茎血流の減少やシクロスポリンによる血管内皮障害をその機序としてあげているが，カルシニューリンインヒビターを主に使う現在において結果は変わる可能性はある。また，透析期間が短いほど移植後のEDの改善は良好と報告されている[15,16]。腎代替療法を取り巻く環境は国により全く異なり，世界的にも透析期間が非常に長いわが国においては移植によるEDの改善率が低くなる可能性はあるが，逆にBMIなどが低いなどEDの改善において有利な要素もある。アジアからの報告では，Parkらは移植患者では血液透析群と比較し移植後症例においては有意にIIEFスコアが高く[6]，TsujimuraらはわかI 患者ほど移植後のEDの回復は良好であると報告している[14]。

EDの評価法も報告により異なる。大部分の報告がIIEF（IIEF-5）で検討しているのに対し，Relationship and Sexuality Scaleで検討したTavallaiiらの報告では移植後に明らかに性交回数などの性機能の改善を認めており[17]，IIEFにて改善を認めないと分類されている報告の中には，満足度においては移植により改善を認めるという報告も存在する[9]。

### 参考文献

1) Navaneethan SD, Vecchio M, Johnson DW, Saglimbene V, Graziano G, Pellegrini F, Lucisano G, Craig JC, Ruospo M, Gentile G, Manfreda VM, Querques M, Stroumza P, Torok M, Celia E, Gelfman R, Ferrari JN, Bednarek-Skublewska A, Dulawa J, Bonifati C, Hegbrant J, Wollheim C, Jannini EA, Strippoli GF. Prevalence and correlates of self-reported sexual dysfunction in CKD: a meta-analysis of observational studies. *Am J Kid Dis* 2010; 56: 670–685
2) Naya Y, Soh J, Ochiai A, Mizutani Y, Ushijima S, Kamoi K, Ukimura O, Kawauchi A, Fujito A, Ono T, Iwamoto N, Aoki T, Imada N, Marumo K, Murai M, Miki T. Significant decrease of the Inter-

national Index of Erectile Function in male renal failure patients treated with hemodialysis. *Int J Impot Res* 2002; 14: 172-177
3) Shamsa A, Motavalli SM, Aghdam B. Erectile function in end-stage renal disease before and after renal transplantation. *Transplant Proc* 2005; 37: 3087-3089
4) Mehrsai A, Mousavi S, Nikoobakht M, Khanlarpoor T, Shekarpour L, Pourmand G. Improvement of erectile dysfunction after kidney transplantation: the role of the associated factors. *Urol J* 2006; 3: 240-244
5) Tavallaii SA, Mirzamani M, Heshmatzade Behzadi A, Assari S, Khoddami Vishteh HR, Hajarizadeh B, Einollahi B. Sexual function: a comparison between male renal transplant recipients and hemodialysis patients. *J Sex Med* 2009; 6: 142-148
6) Park MG, Koo HS, Lee B. Characteristics of testosterone deficiency syndrome in men with chronic kidney disease and male renal transplant recipients: a cross-sectional study. *Transplant Proc* 2013; 45: 2970-2974
7) Malavaud B, Rostaing L, Rischmann P, Sarramon JP, Durand D. High prevalence of erectile dysfunction after renal transplantation. *Transplantation* 2000; 69: 2121-2124
8) El-Bahnasawy MS, El-Assmy A, El-Sawy E, Ali-El Dein B, Shehab El-Dein AB, Refaie A, El-Hammady S. Critical evaluation of the factors influencing erectile function after renal transplantation. *Int J Impot Res* 2004; 16: 521-526
9) Al Khallaf HH. Analysis of sexual functions in male nondiabetic hemodialysis patients and renal transplant recipients. *Transpl Int* 2010; 23: 176-181
10) Mirone V, Longo N, Fusco F, Verze P, Creta M, Parazzini F, Imbimbo C. Renal transplantation does not improve erectile function in hemodialysed patients. *Eur Urol* 2009; 56: 1047-1053
11) Yavuz D, Acar FN, Yavuz R, Canoz MB, Altunoglu A, Sezer S, Durukan E. Male sexual function in patients receiving different types of renal replacement therapy. *Transplant Proc* 2013; 45: 3494-3497
12) Akbari F, Alavi M, Esteghamati A, Mehrsai A, Djaladat H, Zohrevand R, Pourmand G. Effect of renal transplantation on sperm quality and sex hormone levels. *BJU Int* 2003; 92: 281-283
13) Charmet GP. Sexual function in dialysis patients. Psychological aspects. *Contrib Nephrol* 1990; 77: 15-23
14) Tsujimura A, Matsumiya K, Tsuboniwa N, Yamanaka M, Miura H, Kitamura M, Kishikawa H, Nishimura K, Ichikawa Y, Nagano S, Kokado Y, Takahara S, Okuyama A. Effect of renal transplantation on sexual function. *Arch Androl* 2002; 48: 467-474
15) Branco F, Cavadas V, Rocha A, Vidinha J, Osório L, Martins L, Braga I, Cabral J, Dias L, Henriques C, Louro N, Silva-Ramos M, Carvalho L, Fraga A. Living versus cadaveric-donor renal transplant recipients: a comparison on sexual function. *Transplant Proc* 2013; 4: 1066-1069
16) Teng LC, Wang CX, Chen L. Improved erectile function and sex hormone profiles in male Chinese recipients of kidney transplantation. *Clin Transplant* 2011; 25: 265-269
17) Tavallaii SA, Mirzamani M, Heshmatzade Behzadi A, Assari S, Khoddami Vishteh HR, Hajarizadeh B, Einollahi B. Sexual function: a comparison between male renal transplant recipients and hemodialysis patients. *J Sex Med* 2009; 6: 142-148

## CQ9 前立腺癌に対するロボット手術は他の手術法に比べて，EDの発生が少ないか？

**Answer** ロボット手術が他の手術法に比べて術後のEDの発生が少ないとのエビデンスが蓄積されているが，現時点でロボット手術の優位性は確立されていない。

術後性機能温存のため神経温存前立腺全摘術が行われて久しい。Walshら[1]が

1980年代に提唱した勃起をつかさどる神経線維が前立腺後外側の5時・7時の神経血管束を走行するという概念[1]は，勃起神経線維は前立腺周囲にネットワークを形成して走行するという概念[2-4]に移行した．それに伴い神経温存手技も改変され，従来の神経血管束を温存する術式[1]から，神経線維ネットワークをできるだけ多く残すために，前立腺筋膜をより前方・正中から剥離する術式へと進歩した[5,6]．最近では，前立腺被膜の剥離の深さも考慮されている[7,8]．ロボット支援腹腔鏡下前立腺全摘除術（RARP）は，解像度のよい立体視野と自由方向に操作できる鉗子ワークを有し，従来の恥骨後式前立腺全摘除術（RRP）や腹腔鏡下前立腺全摘除術（LRP）より良好な勃起機能温存が期待されている[9]．ここ数年で，複数の前向きあるいは後ろ向き観察研究論文がRARPの優位性を報告している[10-13]．

RARPとRRPの術後勃起機能回復を比較した2012年のFicarraらのメタアナリシス[14]では，術後12カ月のRARPのEDの割合は24.2%で，RRPの47.8%より有意に低かった．その後，メタアナリシス[15,16]，あるいは多施設共同前向き研究[17]の結果も同様に，術後12カ月後の術後EDに関して，RARPがRRPより有意にEDの頻度が少ないと報告している．RARPが他の手術法に比べて術後EDが少ないというエビデンスの一方で，RARPとRRP間の術後性機能に差がないというエビデンスも同時に蓄積されている[18-20]．2016年 *Lancet* に報告された約300名のランダム化比較研究や，2015年 *European Urology* の1,000名規模のコホート研究では，RARPとRRP術後性機能に有意差を認めていない[18,19]．

一方，LRPに対するRARP術後EDの比較検討においては，RARPがLRPに比べてEDが少ないとしたランダム化比較研究[13,21]が存在するものの，データの規模が十分でないため，現時点でRARPのLRPに対する優位性は証明されるに至っていない[14,22,23]．

以上，RRPおよびLRPに対するRARPの優位性については，いまだ議論の余地が残されている．現時点でのエビデンスは短期成績に基づくものであり，長期成績を含めた今後の研究結果が待たれる．

### 参考文献

1) Walsh PC, Donker PJ. Impotence following radical prostatectomy: insight into etiology and prevention. *J Urol*. 1982; 128: 492–497
2) Eichelberg C, Erbersdobler A, Michl U, Schlomm T, Salomon G, Graefen M, Huland H. Nerve distribution along the prostatic capsule. *Eur Urol* 2007; 51: 105–111
3) Stolzenburg JU, Schwalenberg T, Horn LC, Neuhaus J, Constantinides C, Liatsikos EN. Anatomical landmarks of radical prostatectomy. *Eur Urol* 2007; 51: 629–639
4) Kaiho Y, Nakagawa H, Saito H, Ito A, Ishidoya S, Saito S, Arai Y. Nerves at the ventral prostatic capsule contribute to erectile function: initial electrophysiological assessment in humans. *Eur Urol* 2009; 55: 148–154
5) Montorsi F, Salonia A, Suardi N, Gallina A, Zanni G, Briganti A, Deho' F, Naspro R, Farina E, Rigatti P. Improving the preservation of the urethral sphincter and neurovascular bundles during open radical retropubic prostatectomy. *Eur Urol* 2005; 48: 938–945

6) Menon M, Shrivastava A, Kaul S, Badani KK, Fumo M, Bhandari M, Peabody JO. Vattikuti Institute prostatectomy: contemporary technique and analysis of results. *Eur Urol* 2007; 51: 648–658
7) Walz J, Epstein JI, Ganzer R, Graefen M, Guazzoni G, Kaouk J, Menon M, Mottrie A, Myers RP, Patel V, Tewari A, Villers A, Artibani W. A critical analysis of the current knowledge of surgical anatomy of the prostate related to optimisation of cancer control and preservation of continence and erection in candidates for radical prostatectomy: an update. *Eur Urol* 2016; 70: 301–311
8) Srivastava A, Chopra S, Pham A, Sooriakumaran P, Durand M, Chughtai B, Gruschow S, Peyser A, Harneja N, Leung R, Lee R, Herman M, Robinson B, Shevchuk M, Tewari A. Effect of a risk-stratified grade of nerve-sparing technique on early return of continence after robot-assisted laparoscopic radical prostatectomy. *Eur Urol* 2013; 63: 438–444
9) Ficarra V, Cavalleri S, Novara G, Aragona M, Artibani W. Evidence from robot-assisted laparoscopic radical prostatectomy: a systematic review. *Eur Urol* 2007; 51: 45–56
10) Tewari A, Srivasatava A, Menon M; Members of the VIP Team. A prospective comparison of radical retropubic and robot-assisted prostatectomy: experience in one institution. *BJU Int* 2003; 92: 205–210
11) Ficarra V, Novara G, Fracalanza S, D'Elia C, Secco S, Iafrate M, Cavalleri S, Artibani W. A prospective, non-randomized trial comparing robot-assisted laparoscopic and retropubic radical prostatectomy in one European institution. *BJU I* 2009; 104: 534–539
12) Di Pierro GB, Baumeister P, Stucki P, Beatrice J, Danuser H, Mattei A. A prospective trial comparing consecutive series of open retropubic and robot-assisted laparoscopic radical prostatectomy in a centre with a limited caseload. *Eur Urol* 2011; 59: 1–6
13) Asimakopoulos AD, Pereira Fraga CT, Annino F, Pasqualetti P, Calado AA, Mugnier C. Randomized comparison between laparoscopic and robot-assisted nerve-sparing radical prostatectomy. *J Sex Med* 2011; 8: 1503–1512
14) Ficarra V, Novara G, Ahlering TE, Costello A, Eastham JA, Graefen M, Guazzoni G, Menon M, Mottrie A, Patel VR, Van der Poel H, Rosen RC, Tewari AK, Wilson TG, Zattoni F, Montorsi F. Systematic review and meta-analysis of studies reporting potency rates after robot-assisted radical prostatectomy. *Eur Urol* 2012; 62: 418–430
15) Seo HJ, Lee NR, Son SK, Kim DK, Rha KH, Lee SH. Comparison of robot-assisted radical prostatectomy and open radical prostatectomy outcomes: a systematic review and meta-analysis. *Yonsei Med J* 2016; 57: 1165–1177
16) Moran PS, O'Neill M, Teljeur C, Flattery M, Murphy LA, Smyth G, Ryan M. Robot-assisted radical prostatectomy compared with open and laparoscopic approaches: a systematic review and meta-analysis. *Int J Urol* 2013; 20: 312–321
17) Haglind E, Carlsson S, Stranne J, Wallerstedt A, Wilderäng U, Thorsteinsdottir T, Lagerkvist M, Damber JE, Bjartell A, Hugosson J, Wiklund P, Steineck G; LAPPRO steering committee. Urinary incontinence and erectile dysfunction after robotic versus open radical prostatectomy: a prospective, controlled, nonrandomised trial. *Eur Urol* 2015; 68: 216–225
18) Yaxley JW, Coughlin GD, Chambers SK, Occhipinti S, Samaratunga H, Zajdlewicz L, Dunglison N, Carter R, Williams S, Payton DJ, Perry-Keene J, Lavin MF, Gardiner RA. Robot-assisted laparoscopic prostatectomy versus open radical retropubic prostatectomy: early outcomes from a randomised controlled phase 3 study. *Lancet* 2016; 388: 1057–1066
19) Alemozaffar M, Sanda M, Yecies D, Mucci LA, Stampfer MJ, Kenfield SA. Benchmarks for operative outcomes of robotic and open radical prostatectomy: results from the Health Professionals Follow-up Study. *Eur Urol* 2015; 67: 432–438
20) O'Neil B, Koyama T, Alvarez J, Conwill RM, Albertsen PC, Cooperberg MR, Goodman M, Greenfield S, Hamilton AS, Hoffman KE, Hoffman RM, Kaplan SH, Stanford JL, Stroup AM, Paddock LE, Wu XC, Stephenson RA, Resnick MJ, Barocas DA, Penson DF. The comparative harms of open and robotic prostatectomy in population based samples. *J Urol* 2016; 195: 321–329
21) Porpiglia F, Morra I, Lucci Chiarissi M, Manfredi M, Mele F, Grande S, Ragni F, Poggio M, Fiori C. Randomised controlled trial comparing laparoscopic and robot-assisted radical prostatectomy. *Eur Urol* 2013; 63: 606–614

22）Robertson C, Close A, Fraser C, Gurung T, Jia X, Sharma P, Vale L, Ramsay C, Pickard R. Relative effectiveness of robot-assisted and standard laparoscopic prostatectomy as alternatives to open radical prostatectomy for treatment of localised prostate cancer: a systematic review and mixed treatment comparison meta-analysis. *BJU Int* 2013; 112: 798–812
23）Berge V, Berg RE, Hoff JR, Wessel N, Diep LM, Karlsen SJ, Eri LM. A prospective study of transition from laparoscopic to robot-assisted radical prostatectomy: quality of life outcomes after 36-month follow-up. *Urology* 2013; 81: 781–786

## CQ10 前立腺癌に対する放射線療法は手術療法に比べて，EDの発生が少ないか？

**Answer** 前立腺癌に対する放射線療法は手術療法に比べてEDの発生が明らかに少ないとした強いエビデンスは存在しない。

限局性あるいは局所進行性前立腺癌に対する前立腺全摘除術，放射線外照射，小線源療法により勃起機能の低下は生じるが，その頻度は報告によりまちまちである。年齢，治療前の勃起機能の程度などの患者背景因子，神経温存術施行の有無，ホルモン治療施行の有無，放射線線量，勃起機能評価時期，PDE5阻害薬使用の有無などは治療後の勃起機能評価に大きく影響を与える[1]。

ランダム化比較試験でDonovanら[2]は，前立腺全摘除術群と放射線外照射群を対比しながら，勃起機能の経時的変化を検討している。前立腺全摘除術群において，十分な勃起機能を有している症例の割合（性交に十分な勃起の硬さを有している割合）は治療前66%であったが，治療6カ月後に12%，その後やや増加し3年後で21%，その後低下し6年後で17%であった。一方，放射線外照射群ではその割合は治療前68%であり，術前ホルモン治療の影響で治療6カ月後に22%，1年後には38%に回復し，その後徐々に低下し6年後で27%であったと報告している。

神経温存前立腺全摘除術，放射線外照射，小線源療法後のED発生率・勃起機能保持率を比較検討した，前向きコホート研究はいくつか散見される[3-8]。University of California, Los Angeles（UCLA）Prostate Cancer Index質問票を用いた調査研究において，Litwinら[3]は治療2年後に3治療群間で勃起機能スコアに違いを認めなかったと報告している。ただし，小線源療法群の26%に外照射併用症例が，また23%に術前ホルモン治療施行症例が含まれていることや，放射線外照射群においても59%にホルモン治療施行症例が含まれており，結果の解釈には注意が必要と思われる。Population-based studyの検討においても，ホルモン治療施行により有意にED発生のリスクが上昇することが確認されている[8]。Cancer of the Prostate Strategic Urologic Research Endeavor（CaPSURE）登録データを用いた勃起機能の長期間フォローアップ調査においても，治療5年後，10年後ともに神経温存前立腺全摘除術，

放射線外照射，小線源療法の3治療群で勃起機能低下の割合に差を認めなかったとされている[7]。一方，Expanded Prostate Cancer Index Composite（EPIC）質問票を用いた調査研究において，Ferrerら[6]は治療5年後，性交に十分な勃起を得ることができなかった症例の割合は，前立腺全摘除術施行群（うち神経温存症例は27%）で84%，放射線外照射群で81%であったのに対して，小線源療法群で52%であったと述べている。

　以上より，神経温存前立腺全摘除術，特に両側神経温存を用いた術式と放射線外照射，小線源療法との比較において長期成績を含め，ほぼ同等の勃起機能低下を認めるとの報告が多い。ただし，近年施行されているロボット支援下前立腺全摘除術によるEDの発生の程度に関しては十分な評価がなされておらず，今後新規手術手技が勃起機能保持向上に与える影響の検証に期待がもたれる。

### 参考文献

1) Alemozaffar M, Regan MM, Cooperberg MR, Wei JT, Michalski JM, Sandler HM, Hembroff L, Sadetsky N, Saigal CS, Litwin MS, Klein E, Kibel AS, Hamstra DA, Pisters LL, Kuban DA, Kaplan ID, Wood DP, Ciezki J, Dunn RL, Carroll PR, Sanda MG. Prediction of erectile function following treatment for prostate cancer. *JAMA* 2011; 306: 1205–1214
2) Donovan JL, Hamdy FC, Lane JA, Mason M, Metcalfe C, Walsh E, Blazeby JM, Peters TJ, Holding P, Bonnington S, Lennon T, Bradshaw L, Cooper D, Herbert P, Howson J, Jones A, Lyons N, Salter E, Thompson P, Tidball S, Blaikie J, Gray C, Bollina P, Catto J, Doble A, Doherty A, Gillatt D, Kockelbergh R, Kynaston H, Paul A, Powell P, Prescott S, Rosario DJ, Rowe E, Davis M, Turner EL, Martin RM, Neal DE; ProtecT Study Group. Patient-reported outcomes after monitoring, surgery, or radiotherapy for prostate cancer. *N Engl J Med* 2016; 375: 1425–1437
3) Litwin MS, Gore JL, Kwan L, Brandeis JM, Lee SP, Withers HR, Reiter RE. Quality of life after surgery, external beam irradiation, or brachytherapy for early-stage prostate cancer. *Cancer* 2007; 109: 2239–2247
4) Sanda MG, Dunn RL, Michalski J, Sandler HM, Northouse L, Hembroff L, Lin X, Greenfield TK, Litwin MS, Saigal CS, Mahadevan A, Klein E, Kibel A, Pisters LL, Kuban D, Kaplan I, Wood D, Ciezki J, Shah N, Wei JT. Quality of life and satisfaction with outcome among prostate-cancer survivors. *N Engl J Med* 2008; 358: 1250–1261
5) Pardo Y, Guedea F, Aguiló F, Fernández P, Macías V, Mariño A, Hervás A, Herruzo I, Ortiz MJ, Ponce de León J, Craven-Bratle J, Suárez JF, Boladeras A, Pont À, Ayala A, Sancho G, Martínez E, Alonso J, Ferrer M. Quality-of-life impact of primary treatments for localized prostate cancer in patients without hormonal treatment. *J Clin Oncol* 2010; 28: 4687–4696
6) Ferrer M, Guedea F, Suárez JF, de Paula B, Macías V, Mariño A, Hervás A, Herruzo I, Ortiz MJ, Ponce de León J, Sancho G, Boladeras A, Ayala A, Craven-Bratle J, Ávila M, Cunillera O, Pardo Y, Alonso J, Aguiló F; Clinically Localized Prostate Cancer. Quality of life impact of treatments for localized prostate cancer: cohort study with a 5 year follow-up. *Radiother Oncol* 2013; 108: 306–313
7) Punnen S, Cowan JE, Chan JM, Carroll PR, Cooperberg MR. Long-term health-related quality of life after primary treatment for localized prostate cancer: results from the CaPSURE registry. *Eur Urol* 2015; 68: 600–608
8) Carlsson S, Drevin L, Loeb S, Widmark A, Lissbrant IF, Robinson D, Johansson E, Stattin P, Fransson P. Population-based study of long-term functional outcomes after prostate cancer treatment. *BJU Int* 2016; 117: E36-E45

## CQ11 前立腺癌に対する手術療法あるいは放射線療法後のEDに対するリハビリテーションに関して、何をいつからどれくらいの期間するのが有効か？

**Answer** 方法，開始時期，期間に関してエビデンスがないため，推奨できる方法はなく，研究段階である。

前立腺癌の治療法である手術療法，放射線療法は，いずれも程度や経過は違うが高率に術後EDの原因となる。近年，PSA検診の普及で比較的若年の前立腺癌が見つかるようになり，治療後のQOL維持のためEDへの配慮が必要とされるケースが増えている[1]。

陰茎リハビリテーションは根治的前立腺摘除術（RP）などによる勃起機能を可能な限り回復させるために薬剤やデバイスを用いることと定義される[2,3]。陰圧式勃起補助具，プロスタグランジン$E_1$の陰茎海綿体注射あるいは尿道注入，PDE5阻害薬内服を用いた陰茎リハビリテーションが報告されているが[4,5]，臨床においては実用性の面からPDE5阻害薬が第一選択として使用されている[6,7]。最近，振動刺激[8]，低出力体外衝撃波[9]，骨髄単核細胞移植[10]といった新しいツールを用いた陰茎リハビリテーションのパイロットスタディが報告されている。

### 根治的前立腺摘除術とED

RP後のEDは，QOLを低下させる重要な合併症である。RPによるEDは，手術による陰茎海綿体神経損傷や血管損傷に起因する。これまでの基礎実験から，陰茎海綿体神経の損傷は陰茎海綿体の萎縮・線維化をきたすことが確認されており[11,12]，実際にRPを受けた患者の陰茎海綿体の線維化が生検で確認されている[13]。線維化によって海綿体平滑筋の容量が減ると，勃起の維持に必要な陰茎海綿体静脈の流出閉鎖機能が働かなくなり，陰茎海綿体から血液が漏れてしまう静脈溢流性EDの状態をきたす[14]。

一方で，手術による陰茎海綿体への流入動脈の損傷や術後の慢性的な非勃起状態は，陰茎海綿体内の低酸素環境をつくり，NO産生を低下させ[15]，陰茎海綿体のさらなる線維化の原因となる[13,16]。陰茎海綿体の線維化は手術直後から始まるので，早期からの陰茎リハビリテーション介入が望まれる[17-19]。

PDE5阻害薬のもつ陰茎海綿体組織の保護作用や平滑筋細胞のアポトーシス阻害作用は，2000年代に動物実験で効果が証明されている[20-22]。しかしながら，臨床において2008年および2014年にMontorsiらによって報告された大規模な多施設二重盲検ランダム化比較試験では，いずれもPDE5阻害薬による性機能回復に対する明らかなリハビリテーション効果は証明されなかった[23,24]。その後，PDE5阻害薬を用いた陰茎リハビリテーションに関してランダム化研究を含む複数の研究が行われ[25-30]，有効性を支持するメタアナリシスが報告されているが[7]，現時点では

PDE5阻害薬を用いた陰茎リハビリテーションの効果はヒトでは不明との位置付けになっており，効果の是非とともに，推奨される開始時期や期間，薬剤の種類，量，投与方法についても今後のデータの蓄積・議論が必要である[31]。

### 放射線療法とED

放射線療法の治療後も合併症としてEDが起こる[32-34]。機序は十分に解明されていないが，主に陰茎海綿体の血流障害が関与すると考えられている[35, 36]。放射線治療後のEDに対しても，RP後と同じく勃起機能回復促進の試みが行われている[37-39]。しかし，論文数は少なく，その効果については，RPと同様に結論がでておらず，推奨プログラムに関しても今後のデータの蓄積・議論が必要である。

### 参考文献

1) Salonia A, Burnett AL, Graefen M, Hatzimouratidis K, Montorsi F, Mulhall JP, Stief C. Prevention and management of postprostatectomy sexual dysfunctions. Part 1: choosing the right patient at the right time for the right surgery. *Eur Urol* 2012; 62: 261-272
2) Mulhall JP. Penile rehabilitation following radical prostatectomy. *Curr Opin Urol* 2008; 18: 613-620
3) Hakky TS, Baumgarten AS, Parker J, Zheng Y, Kongnyuy M, Martinez D, Carrion RE. Penile rehabilitation: the evolutionary concept in the management of erectile dysfunction. *Curr Urol Rep* 2014; 15: 393
4) Raina R, Agarwal A, Allamaneni SS, Lakin MM, Zippe CD. Sildenafil citrate and vacuum constriction device combination enhances sexual satisfaction in erectile dysfunction after radical prostatectomy. *Urology* 2005; 65: 360-364
5) Mulhall J, Land S, Parker M, Waters WB, Flanigan RC. The use of an erectogenic pharmacotherapy regimen following radical prostatectomy improves recovery of spontaneous erectile function. *J Sex Med* 2005; 2: 532-542
6) Kim JH, Lee SW. Current status of penile rehabilitation after radical prostatectomy. *Korean J Urol* 2015; 56: 99-108
7) Wang X, Wang X, Liu T, He Q, Wang Y, Zhang X. Systematic review and meta-analysis of the use of phosphodiesterase type 5 inhibitors for treatment of erectile dysfunction following bilateral nerve-sparing radical prostatectomy. *PloS One* 2014; 9: e91327
8) Fode M, Borre M, Ohl DA, Lichtbach J, Sønksen J. Penile vibratory stimulation in the recovery of urinary continence and erectile function after nerve-sparing radical prostatectomy: a randomized, controlled trial. *BJU Int* 2014; 114: 111-117
9) Frey A, Sønksen J, Fode M. Low-intensity extracorporeal shockwave therapy in the treatment of postprostatectomy erectile dysfunction: a pilot study. *Scand J Urol* 2016; 50: 123-127
10) Yiou R, Hamidou L, Birebent B, Bitari D, Lecorvoisier P, Contremoulins I, Khodari M, Rodriguez AM, Augustin D, Roudot-Thoraval F, de la Taille A, Rouard H. Safety of intracavernous bone marrow-mononuclear cells for postradical prostatectomy erectile dysfunction: an open dose-escalation pilot study. *Eur Urol* 2016; 69: 988-991
11) User HM, Hairston JH, Zelner DJ, McKenna KE, McVary KT. Penile weight and cell subtype specific changes in a post-radical prostatectomy model of erectile dysfunction. *J Urol* 2003; 169: 1175-1179
12) Hu WL, Hu LQ, Song J, Li SW, Zheng XM, Cheng B, Tian BC. Fibrosis of corpus cavernosum in animals following cavernous nerve ablation. *Asian J Androl* 2004; 6: 111-116
13) Iacono F, Giannella R, Somma P, Manno G, Fusco F, Mirone V. Histological alterations in cavernous tissue after radical prostatectomy. *J Urol* 2005; 173: 1673-1676
14) Ferrini MG, Kovanecz I, Sanchez S, Umeh C, Rajfer J, Gonzalez-Cadavid NF. Fibrosis and loss of smooth muscle in the corpora cavernosa precede corporal veno-occlusive dysfunction (CVOD) induced by experimental cavernosal nerve damage in the rat. *J Sex Med* 2009; 6: 415-428
15) Kim N, Vardi Y, Padma-Nathan H, Daley J, Goldstein I, Saenz de Tejada I. Oxygen tension regulates

the nitric oxide pathway. Physiological role in penile erection. *J Clin Invest* 1993; 91: 437−442
16) Moreland RB. Is there a role of hypoxemia in penile fibrosis: a viewpoint presented to the Society for the Study of Impotence. *Int J Impot Res* 1998; 10: 113−120
17) Saleh A, Abboudi H, Ghazal-Aswad M, Mayer EK, Vale JA. Management of erectile dysfunction post-radical prostatectomy. *Res Rep Urol* 2015; 7: 19−33
18) Salonia A, Burnett AL, Graefen M, Hatzimouratidis K, Montorsi F, Mulhall JP, Stief C. Prevention and management of postprostatectomy sexual dysfunctions part 2: recovery and preservation of erectile function, sexual desire, and orgasmic function. *Eur Urol* 2012; 62: 273−286
19) Sanda MG, Dunn RL, Michalski J, Sandler HM, Northouse L, Hembroff L, Lin X, Greenfield TK, Litwin MS, Saigal CS, Mahadevan A, Klein E, Kibel A, Pisters LL, Kuban D, Kaplan I, Wood D, Ciezki J, Shah N, Wei JT. Quality of life and satisfaction with outcome among prostate-cancer survivors. *N Engl J Med* 2008; 358: 1250−1261
20) Kovanecz I, Rambhatla A, Ferrini MG, Vernet D, Sanchez S, Rajfer J, Gonzalez-Cadavid N. Chronic daily tadalafil prevents the corporal fibrosis and veno-occlusive dysfunction that occurs after cavernosal nerve resection. *BJU Int* 2008; 101: 203−210
21) Ferrini MG, Davila HH, Kovanecz I, Sanchez SP, Gonzalez-Cadavid NF, Rajfer J. Vardenafil prevents fibrosis and loss of corporal smooth muscle that occurs after bilateral cavernosal nerve resection in the rat. *Urology* 2006; 68: 429−435
22) Mulhall JP, Müller A, Donohue JF, Mullerad M, Kobylarz K, Paduch DA, Tal R, Li PS, Cohen-Gould L, Scardino PT. The functional and structural consequences of cavernous nerve injury are ameliorated by sildenafil citrate. *J Sex Med* 2008; 5: 1126−1136
23) Montorsi F, Brock G, Lee J, Shapiro J, Van Poppel H, Graefen M, Stief C. Effect of nightly versus on-demand vardenafil on recovery of erectile function in men following bilateral nerve-sparing radical prostatectomy. *Eur Urol* 2008; 54: 924−931
24) Montorsi F, Brock G, Stolzenburg JU, Mulhall J, Moncada I, Patel HR, Chevallier D, Krajka K, Henneges C, Dickson R, Büttner H. Effects of tadalafil treatment on erectile function recovery following bilateral nerve-sparing radical prostatectomy: a randomised placebo-controlled study (REACTT). *Eur Urol* 2014; 65: 587−596
25) McCullough AR, Hellstrom WG, Wang R, Lepor H, Wagner KR, Engel JD. Recovery of erectile function after nerve sparing radical prostatectomy and penile rehabilitation with nightly intraurethral alprostadil versus sildenafil citrate. *J Urol* 2010; 183: 2451−2456
26) Pace G, Del Rosso A, Vicentini C. Penile rehabilitation therapy following radical prostatectomy. *Disabil Rehabil* 2010; 32: 1204−1208
27) Pavlovich CP, Levinson AW, Su LM, Mettee LZ, Feng Z, Bivalacqua TJ, Trock BJ. Nightly vs on-demand sildenafil for penile rehabilitation after minimally invasive nerve-sparing radical prostatectomy: results of a randomized double-blind trial with placebo. *BJU Int* 2013; 112: 844−851
28) Patel HR, Ilo D, Shah N, Cuzin B, Chadwick D, Andrianne R, Henneges C, Barry J, Hell-Momeni K, Branicka J, Büttner H. Effects of tadalafil treatment after bilateral nerve-sparing radical prostatectomy: quality of life, psychosocial outcomes, and treatment satisfaction results from a randomized, placebo-controlled phase IV study. *BMC Urol* 2015; 15: 31
29) Canat L, Güner B, Gürbüz C, Atiş G, Çaşkurlu T. Effects of three-times-per-week versus on-demand tadalafil treatment on erectile function and continence recovery following bilateral nerve sparing radical prostatectomy: results of a prospective, randomized, and single-center study. *Kaohsiung J Med Sci* 2015; 31: 90−95
30) Natali A, Masieri L, Lanciotti M, Giancane S, Vignolini G, Carini M, Serni S. A comparison of different oral therapies versus no treatment for erectile dysfunction in 196 radical nerve-sparing radical prostatectomy patients. *Int J Impot Res* 2015; 27: 1−5
31) Salonia A, Adaikan G, Buvat J, Carrier S, El-Meliegy A, Hatzimouratidis K, McCullough A, Morgentaler A, Torres LO, Khera M. Sexual rehabilitation after treatment for prostate cancer—Part 2: recommendations from the Fourth International Consultation for Sexual Medicine (ICSM 2015). *J Sex Med* 2017; 14: 297−315
32) Donovan JL, Hamdy FC, Lane JA, Mason M, Metcalfe C, Walsh E, Blazeby JM, Peters TJ, Holding

33) Ferrer M, Guedea F, Suárez JF. Quality of life impact of treatments for localized prostate cancer: cohort study with a 5 year follow-up. *Radiother Oncol* 2013; 108: 306–313
34) Litwin MS, Gore JL, Kwan L, Brandeis JM, Lee SP, Withers HR, Reiter RE. Quality of life after surgery, external beam irradiation, or brachytherapy for early-stage prostate cancer. *Cancer* 2007; 109: 2239–2247
35) Clavell-Hernandez J, Wang R. Penile rehabilitation following prostate cancer treatment: review of current literature. *Asian J Androl* 2015; 17: 916–922
36) Stember DS, Mulhall JP. The concept of erectile function preservation (penile rehabilitation) in the patient after brachytherapy for prostate cancer. *Brachytherapy* 2012; 11: 87–96
37) Zelefsky MJ, Shasha D, Branco RD, Kollmeier M, Baser RE, Pei X, Ennis R, Stock R, Bar-Chama N, Mulhall JP. Prophylactic sildenafil citrate improves select aspects of sexual function in men treated with radiotherapy for prostate cancer. *J Urol* 2014; 192: 868–874
38) Pisansky TM, Pugh SL, Greenberg RE, Pervez N, Reed DR, Rosenthal SA, Mowat RB, Raben A, Buyyounouski MK, Kachnic LA, Bruner DW. Tadalafil for prevention of erectile dysfunction after radiotherapy for prostate cancer: the Radiation Therapy Oncology Group [0831] randomized clinical trial. *JAMA* 2014; 311: 1300–1307
39) Incrocci L. Does tadalafil prevent erectile dysfunction in patients undergoing radiation therapy for prostate cancer? *Asian J Androl* 2014; 16: 664–665

## CQ12 3種類あるPDE5阻害薬のうち，どれが最も有用か？

**推奨** 3種類のPDE5阻害薬のいずれも同等の有用性と考え，患者の選択に任せることを強く推奨する。

　日本で発売されている3種類に加え，海外ではアバナフィル，ウデナフィル，ロデナフィル，ミロデナフィルが存在しているが，米国のFDAおよび欧州医薬品庁（EMA）では，アバナフィルまでの4種類を承認している。International Society for Sexual Medicine（ISSM）のホームページにおいても，2015年のInternational Consultation for Sexual Medicine（ICSM）の報告[1]においても，「現在までに3剤の有効性や嗜好性を直接比較するための有用な二重盲検，三重盲検試験は行われておらず，PDE5阻害薬製剤間に有効性や安全性の有意な差はない」と結論されている。

　わが国においても，PDE5阻害薬3剤の処方されている割合や，嗜好性に関する研究はあるものの，他剤との有効性の比較を検討した前向き研究は施行されていない。したがって，ガイドラインの根拠となる研究は海外の報告となるが，注意すべき点は海外ではシルデナフィルは100 mgまで使用されているが，わが国では50 mgまでしか認可されていないということである。

直接比較した大規模試験はないものの，有効率と安全性について調査した2015年のメタアナリシス[2]の結果（有効性については82研究47,626名を対象）では，最も有効率の高い薬剤はシルデナフィル50 mgで，最も安全性の高い薬剤はタダラフィル10 mgであった（シルデナフィル100 mgではなく50 mgであったという結果は意外である。通常は100 mgのほうが有効率は高く，各種ガイドラインでも最大用量を使用することを推奨している）。また，2013年のメタアナリシス[3]（118研究31,195名を対象）では，最も有効率の高い薬剤はタダラフィルという結論になっており，2009年のもの[4]（130のRCTを対象）ではPDE5阻害薬間に有効率の差はないとされている。メタアナリシスの結果が一定でない理由は，選択された研究の規模，あるいは薬剤の用量の考慮の相違によるものと考えられる。

　Clinical Question（CQ）で取り上げた有用性とは別に，嗜好性についての研究も複数報告されてはいる[5,6]ものの，ほとんどの研究で製薬会社が資金提供をしているため，バイアスの問題が否定できず，結論は難しいとされている[7]。その意味で，インターネットサーベイではあるが，わが国においてTsujimuraらが行った研究[8]は，スポンサーがなく，中立性の高い研究である。この研究では，自己評価，対人関係性のスコアは，タダラフィル使用症例において最もよい値を示していた。スポンサーがない嗜好性の研究としては，2006年の報告になるが，Tolraのクロスオーバー試験[9]がある。90名と症例数は少ないものの，全症例に3剤を少なくとも6回使用してもらい，薬剤の切り替えには1週間以上のwash out期間を設けていた。治療効果は3剤いずれも良好であったが，治療後に嗜好性を尋ねたところ52.2%の症例がタダラフィルを選択した。

　ED患者が有している合併疾患の違いによって，より有効性の高い薬剤を選択するという戦略もあるかもしれない。シルデナフィルが最も多くのRCTが行われているものの，3剤すべてにおいて前立腺全摘除術後，糖尿病，脊髄損傷，うつ病などの合併疾患をもつED患者を対象としたlevel 1および2の臨床研究が報告されており，どの薬剤にも有効性が認められている[1]。各合併症に対するPDE5阻害薬の有効性に関するレビューやメタアナリシスは存在するが，やはり3剤の直接比較試験が存在しないため，1剤を強く推奨するエビデンスは存在しない。

　結論としては，どのPDE5阻害薬も有効かつ安全であり，1つのPDE5阻害薬が，他の薬剤より優れ，副作用が少ないというエビデンスは存在しない。いずれのレビューやガイドラインにおいても，PDE5阻害薬を使用する患者に対して，各薬剤の有効性持続時間や，長所・短所などを説明する重要性が記載されている。臨床家はED患者に3剤すべてのPDE5阻害薬を使用する機会を与えることが望ましい。ただ，わが国においては，シルデナフィルのみにジェネリック製剤が使用可能であるので，保険診療外であるED診療において経済的なメリットはある。その上で，患者個々の性活動性や嗜好性に基づいて，ベストの選択をしていく戦略が，患者のコンプライアンスと満足度を高めると考えられる。

### 参考文献

1) Hatzimouratidis K, Salonia A, Adaikan G, Buvat J, Carrier S, El-Meliegy A, McCullough A, Torres LO, Khera M. Pharmacotherapy for erectile dysfunction: recommendations from the Fourth International Consultation for Sexual Medicine（ICSM 2015）. *J Sex Med* 2016; 13: 465-488
2) Chen L, Staubli SE, Schneider MP, Kessels AG, Ivic S, Bachmann LM, Kessler TM. Phosphodiesterase 5 inhibitors for the treatment of erectile dysfunction: a trade-off network meta-analysis. *Eur Urol* 2015; 68: 674-680
3) Yuan J, Zhang R, Yang Z, Lee J, Liu Y, Tian J, Qin X, Ren Z, Ding H, Chen Q, Mao C, Tang J. Comparative effectiveness and safety of oral phosphodiesterase type 5 inhibitors for erectile dysfunction: a systematic review and network meta-analysis. *Eur Urol* 2013; 63: 902-912
4) Tsertsvadze A, Fink HA, Yazdi F, MacDonald R, Bella AJ, Ansari MT, Garritty C, Soares-Weiser K, Daniel R, Sampson M, Fox S, Moher D, Wilt TJ. Oral phosphodiesterase-5 inhibitors and hormonal treatments for erectile dysfunction: a systematic review and meta-analysis. *Ann Intern Med* 2009; 151: 650-661
5) Bai WJ, Li HJ, Dai YT, He XY, Huang YR, Liu JH, Sorsaburu S, Ji C, Jin JJ, Wang XF. An open-label, multicenter, randomized, crossover study comparing sildenafil citrate and tadalafil for treating erectile dysfunction in Chinese men naïve to phosphodiesterase 5 inhibitor therapy. *Asian J Androl* 2015; 17: 61-67
6) Mirone V, Fusco F, Rossi A, Sicuteri R, Montorsi F. Tadalafil and vardenafil vs sildenafil: a review of patient-preference studies. *BJU Int* 2009; 103: 1212-1217
7) Smith WB 2nd, McCaslin IR, Gokce A, Mandava SH, Trost L, Hellstrom WJ. PDE5 inhibitors: considerations for preference and long-term adherence. *Int J Clin Pract* 2013; 67: 768-780
8) Tsujimura A, Kiuchi H, Soda T, Takezawa K, Okuda H, Fukuhara S, Takao T, Nonomura N, Miyagawa Y. Sexual life of Japanese patients with erectile dysfunction taking phosphodiesterase type 5 inhibitors: an internet survey using the Psychological and Interpersonal Relationship Scales-Short Form questionnaire. *Int J Urol* 2014; 21: 821-825
9) Tolrà JR, Campaña JM, Ciutat LF, Miranda EF. Prospective, randomized, open-label, fixed-dose, crossover study to establish preference of patients with erectile dysfunction after taking the three PDE-5 inhibitors. *J Sex Med* 2006; 3: 901-909

## CQ13 PDE5 阻害薬が無効または禁忌の ED 患者に対してどの治療法が最も有用か？

**推奨** PDE5 阻害薬が無効または禁忌の ED 患者に対して，陰圧式勃起補助具またはプロスタグランジン $E_1$ の海綿体注射を行うことを弱く推奨する。

PDE5 阻害薬は ED 治療の第一選択であるが，約 30% の無効例[1]さらには硝酸薬や一酸化窒素（NO）供与薬内服中で使用禁忌の症例が存在する。臨床的にはこれらの症例をどのように治療するかは ED 治療上の大きなネックとなっている。
① まず，患者が正規の薬剤を使っていたことを確認する必要がある。
医師処方以外のインターネットサイトから入手した PDE5 阻害薬の薬剤の成分分析に関する研究では 24〜77% が偽造薬であったことが判明している[2-4]。患者はどうしても手軽に購入できるインターネットサイトに傾きがちであり，PDE5 阻害薬無効例ではまず確認すべき重要なポイントである。

② 患者が PDE5 阻害薬を正しく服薬していたか確認し，再度服薬指導を施行する。
　PDE5 阻害薬処方時には適切な服薬指導が必須である。特に内服後に十分な性的刺激は必須である。さらに，シルデナフィルでは食後 2 時間以降，バルデナフィルでは食後 30 分以降の内服にしないとその効果が低減する。Gruenwald ら[5]は，新聞広告でリクルートしたシルデナフィル無効 220 名に十分な服薬指導（一部でビデオ使用）を施行し，2 カ月後には 59% が有効になったと報告。Hatzichristou ら[6]の報告では，シルデナフィル無効 100 名に服薬指導後 55% で有効になった。このいずれの研究でもシルデナフィルは症例によって 100 mg に増量された。
③ テストステロン低値症例では PDE5 阻害薬に TRT を併用（p.56 **CQ1** 参照）
④ 陰圧式勃起補助具を使用（PDE5 阻害薬を併用してもよい）
　陰圧式勃起補助具（vacuum erection device: VED）は陰茎に陰圧をかけて陰茎内に血液を吸引した後，陰茎基部にゴムバンドを巻いて血液を滞留させ生理的な勃起とは異なる擬似勃起状態を起こす。バンドの締め付け時間は 30 分以内が適切である。性交に可能な勃起状態は 90% で達成できる。2015 年の欧州泌尿器科学会（EAU）ガイドライン[7]では PDE5 阻害薬無効の場合または禁忌の場合のすべてのタイプの ED の第一選択治療に推奨されている〔一方，International Consultation for Sexual Medicine（ICSM）ガイドライン[8]では第二選択治療に分類〕。満足度は 69～100% とばらつきがあり[9]，2 年後には半数が脱落，副作用は点状出血，疼痛，射精障害，擦過傷，冷たい勃起などで，締め付け時間は 30 分以内とし，出血傾向や抗血小板・抗凝固療法中は禁忌である[7]。Pajovic ら[10]は 50 名の糖尿病性 ED 症例で VED 単独治療で勃起機能改善を認め，また Deng ら[11]は直腸癌術後 ED で，また Sun ら[12]はシルデナフィル 100 mg 無効糖尿病性 ED 症例での VED 単独 vs VED + PDE5 阻害薬併用の効果を調べ，PDE5 阻害薬併用で有意に勃起機能の改善を認めたと報告している。
　わが国では陰圧式勃起補助具は，以前はいわゆる雑貨として何ら規制もなく販売されていたが，1998 年 10 月 1 日以後は厚生労働省による「医療用具として製造（輸入）承認及び許可」が必要となった（厚生省薬務局医療機器開発課：陰圧式陰茎勃起補助具の取扱いについて。薬機第 198 号 1995 年 9 月 19 日）。さらに，2005 年 4 月 1 日の改正薬事法において，陰圧式勃起補助具は医療機器の分類上クラス II（管理医療機器：厚生労働省の製造販売承認必要）に属している。購入にあたっては医師の処方は不要で，保険適用はなく自費購入となる。現在，厚生労働省の認可を受けているのは，VCD 式カンキ（承認番号 21200BZZ00652000）で，インターネットで購入可能である。
⑤ $PGE_1$ の陰茎海綿体内自己注射療法は有効性が高い。
　最も注意すべき副作用は持続勃起症であり，すみやかな対処が求めれる。ただし，わが国では未承認でその施行には日本性機能学会多施設共同研究への参加ならびに所属施設の倫理委員会の承認が条件となる。

2015年のEAUガイドライン[7]とICSMガイドライン[8]ともにPDE5阻害薬無効の場合または禁忌の場合の第二選択治療に推奨されている。海外では90%で注射により勃起硬度が増大し患者の満足度は70%以上であった[8]。また，海外の報告ではシルデナフィル無効の88%でPGE$_1$にて良好な勃起が得られ[13]，わが国ではNagaiら[14]がPDE5阻害薬処方243名中，無効であった64名（26%）のED症例にPGE$_1$ 20 μgの病院での医師注射を行い91%が良好な勃起を認め，勃起しなかった6名中5名は糖尿病であった。PGE$_1$陰茎海綿体内注射の副作用は局所の疼痛が11%，皮下出血が8%に認められたが，持続勃起症は1%，陰茎海綿体線維化は2%と低率であった[8]。一方，パパベリンは持続勃起が5%に認められ[8]，現在パパベリン単独での陰茎海綿体内注射は避けるようにするのが基本である[8]。PGE$_1$の用量は通常は20 μgであるが，勃起の遷延傾向や疼痛を認める場合はドーズダウンを（通常段階的に2.5 μgまで降下させる）[8]，一方効果が弱い場合で副作用のない例ではドーズアップ（最高60 μgまで増量）する[8]。PGE$_1$に反応の悪い症例は血管性因子の存在が推定され，特に糖尿病，メタボリック症候群では反応が悪い[8]。一方，神経性EDはPGE$_1$の勃起反応が良好であり，脊髄損傷では76〜88%の有効率[15,16]，前立腺全摘後は85%の高い有効率[17]を示した。海外ではパパベリン＋フェントラミンのbimixやPGE$_1$＋パパベリン＋フェントラミンのtrimixの使用も施行されている（日本での使用施設はごく少数）。BimixはPGE$_1$単独と効果で有意差が認められない[13]。一方，trimixはPGE$_1$単独と効果で有意差が認められた[13]。さらに，自己注射の継続中断の理由として疼痛による例が多いが，trimixはPGE$_1$単独より疼痛が少なく，結果自己注射の継続率が高い[18]。PGE$_1$の陰茎海綿体内自己注射はわが国では未承認であり，その施行には日本性機能学会多施設共同研究への参加ならびに所属施設の倫理委員会の承認が条件となり，自費診療が必要である。

⑥ 低強度体外衝撃波療法を施行（PDE5阻害薬併用が好ましい）〔日本未承認〕

低強度体外衝撃波療法（low-intensity extracorporeal shock wave therapy: LI-ESWT）はEAUガイドライン[7]ではVEDと並んでPDE5阻害薬無効や効果低下例の第一選択治療に採用されている。尿路結石に使用する衝撃波より低強度の体外衝撃波は既に虚血性心疾患，創治癒，形成治療，整形外科治療などに対して臨床応用されている。その治療メカニズムは低強度体外衝撃波により血管新生が促進され，その結果，血管内皮機能および血流動態改善が期待される点にある[19]。この観点からLI-ESWTの適応は血管性EDである。

最近報告されたLI-ESWT施行7つのRCTや前向き症例対照研究では[19-25]，うち6つ[20-25]が糖尿病，高血圧，脂質異常症，虚血性心疾患などの生活習慣病を基礎疾患に有する血管性EDを対象に施行されている（6研究とも神経性EDは対象から除外）。さらに，3研究[19,21,23]はPDE5阻害薬無効例を対象にしており，2研究ではPDE5阻害薬併用で施行された。RCT 3研究[19,22,24]のうち，2研究でLI-ESWT群がプラセボ群より有意に勃起機能が改善した（有効率60〜90%と幅があるが）。

また，サブ解析で65歳未満の若い層が高齢者より有効であった[20]。また，mild～moderateのEDのほうがsevere EDより有効であった[25]。副作用はいずれの研究でも皆無であり安全性が極めて高い。

　以上の文献結果から，LI-ESWTはPDE5阻害薬無効の重症度が中等度までの血管性EDで65歳未満の若い層に有効性が期待される。さらに，PDE5阻害薬無効症例に対しても血流動態改善が得られればPDE5阻害薬に対する反応が改善することが期待される可能性があり，PDE5阻害薬併用のほうが効果が期待できる。

　現在，日本で医療器具として承認されたLI-ESWT器具はないが，海外では3種類の機種が販売されている。第一世代のED1000（Medispec社）とDuolith SD1 ultra（Storz社）と第二世代のRENOVA（Direx）に分類される。第一世代はアプリケーターの衝撃波照射範囲が13 mmと狭く1クールで12回の照射が必要であるが，第二世代のそれは70 mmと広く，1クールで4回の照射で終了であり，使い勝手が第二世代で向上している。日本での使用は各医療機関が個別に個人輸入で購入し自費で医師が施行する必要がある。

### 参考文献

1) Goldstein I, Tseng LJ, Creanga D, Stecher V, Kaminetsky JC. Efficacy and safety of sildenafil by age in men with erectile dysfunction. *J Sex Med* 2016; 13: 852–859
2) 佐々木春明，永尾光一，石井延久，杉田 稔，丸茂 健．インターネットを介した偽造ED医薬品4社合同調査．日性機能会誌 2010; 25: 19–28
3) Gaudiano MC, Manna L, Rodomonte AL, Bartolomei M, Bertocchi P, Gallinella B, Antoniella E, Muleri N, Civitelli G, Alimonti S, Romanini L, Rufini L, Valvo L. A Survey on illegal and counterfeit medicines for the treatment of erectile dysfunctions in Italy. *J Sex Med* 2012; 9: 2130–2137
4) Campbell N, Clark JP, Stecher VJ, Goldstein I. Internet-ordered viagra（sildenafil citrate）is rarely genuine. *J Sex Med* 2012; 9: 2943–2951
5) Gruenwald I, Shenfeld O, Chen J, Raviv G, Richter S, Cohen A, Vardi Y. Positive effect of counseling and dose adjustment in patients with erectile dysfunction who failed treatment with sildenafil. *Eur Urol* 2006; 50: 134–140
6) Hatzichristou D, Moysidis K, Apostolidis A, Bekos A, Tzortzis V, Hatzimouratidis K, Ioannidis E. Sildenafil failures may be due to inadequate patient instructions and follow-up: a study on 100 non-responders. *Eur Urol* 2005; 47: 518–523
7) Hatzimouratidis H, Giuliano F, Moncada I, Muneer A, Salonia A, Verze P. EAU Guidelines on Erectile Dysfunction, Premature Ejaculation, Penile Curvature and Priapism. European Association of Urology（EAU）. http://uroweb.org/wp-content/uploads/EAU-Guidelines-Male-Sexual-Dysfunction-2016-3.pdf
8) Hatzimouratidis K, Salonia A, Adaikan G, Buvat J, Carrier S, El-Meliegy A, McCullough A, Torres LO, Khera M. Pharmacotherapy for erectile dysfunction: recommendations from the Fourth International Consultation for Sexual Medicine（ICSM 2015）. *J Sex Med* 2016; 13: 465–488
9) Trost LW, Munarriz R, Wang R, Morey A, Levine L. External mechanical devices and vascular surgery for erectile dysfunction. *J Sex Med* 2016; 13: 1579–1617
10) Pajovic B, Dimitrovski A, Fatic N, Malidzan M, Vukovic M. Vacuum erection device in treatment of organic erectile dysfunction and penile vascular differences between patients with DM type I and DM type II. *Aging Male* 2016; 20: 49–53
11) Deng H, Liu D, Mao X, Lan X, Liu H, Li G. Phosphodiesterase-5 inhibitors and vacuum erection device for penile rehabilitation after laparoscopic nerve-preserving radical proctectomy for rectal cancer: a prospective controlled trial. *Am J Mens Health* 2017; 11: 641–646
12) Sun L, Peng FL, Yu ZL, Liu CL, Chen J. Combined sildenafil with vacuum erection device therapy

in the management of diabetic men with erectile dysfunction after failure of first-line sildenafil monotherapy. *Int J Urol* 2014; 21: 1263–1267

13) Belew D, Klaassen Z, Lewis RW. Intracavernosal injection for the diagnosis, evaluation, and treatment of erectile dysfunction: a review. *Sex Med Rev* 2015; 3: 11–23
14) Nagai A, Kusumi N, Tsuboi H, Ishii K, Saika T, Nasu Y, Kumon H. Intracavernous injection of prostaglandin E1 is effective in patients with erectile dysfunction not responding to phosphodiseterase 5 inhibitors. *Acta Med Okayama* 2005; 59: 279–280
15) Chochina L, Naudet F, Chéhensse C, Manunta A, Damphousse M, Bonan I, Giuliano F. Intracavernous injections in spinal cord injured men with erectile dysfunction, a systematic review and meta-analysis. *Sex Med Rev* 2016; 4: 257–269
16) Lombardi G, Musco S, Wyndaele JJ, Del Popolo G. Treatments for erectile dysfunction in spinal cord patients: alternatives to phosphodiesterase type 5 inhibitors? A review study. *Spinal Cord* 2015; 53: 849–854
17) 田井俊宏，永尾光一，尾崎由美，小林秀行，中島耕一，藤目 真．プロスタグランジンE1（PGE1）海綿体注射の前立腺癌術後勃起障害に対する有効性の検討．日性機能会誌 2012; 27: 261–269
18) Saleh A, Abboudi H, Ghazal-Aswad MB, Mayer EK, Vale JA. Management of erectile dysfunction post-radical prostatectomy. *Res Rep Urol* 2015; 7: 19–33
19) Kitrey ND, Gruenwald I, Appel B, Shechter A, Massarwa O, Vardi Y. Penile low intensity shock wave treatment is able to shift PDE5i nonresponders to responders: a double-blind, sham controlled study. *J Urol* 2016; 195: 1550–1555
20) Hisasue S, China T, Horiuchi A, Kimura M, Saito K, Isotani S, Ide H, Muto S, Yamaguchi R, Horie S. Impact of aging and comorbidity on the efficacy of low-intensity shock wave therapy for erectile dysfunction. *Int J Urol* 2016; 23: 80–84
21) Bechara A, Casabé A, De Bonis W, Nazar J. Effectiveness of low-intensity extracorporeal shock wave therapy on patients with erectile dysfunction (ED) who have failed to respond to PDE5i therapy. A pilot study. *Arch Esp Urol* 2015; 68: 152–160
22) Yee CH, Chan ES, Hou SS, Ng CF. Extracorporeal shockwave therapy in the treatment of erectile dysfunction: a prospective, randomized, double-blinded, placebo controlled study. *Int J Urol* 2014; 21: 1041–1045
23) Chung E, Cartmill R. Evaluation of clinical efficacy, safety and patient satisfaction rate after low-intensity extracorporeal shockwave therapy for the treatment of male erectile dysfunction: an Australian first open-label single-arm prospective clinical trial. *BJU Int* 2015; 115（Suppl 5）: 46–49
24) Srini VS, Reddy RK, Shultz T, Denes B. Low intensity extracorporeal shockwave therapy for erectile dysfunction: a study in an Indian population. *Can J Urol* 2015; 22: 7614–7622
25) Reisman Y, Hind A, Varaneckas A, Motil I. Initial experience with linear focused shockwave treatment for erectile dysfunction: a 6-month follow-up pilot study. *Int J Impot Res* 2015; 27: 108–112

## CQ14 　心血管疾患のリスクファクターのある患者のED治療は安全に行えるか？

**推奨** 　心血管疾患のリスクファクターのある患者へのPDE5阻害薬での治療を強く推奨する．ただしプリンストン・コンセンサス会議の勧告に従って，治療を実行することが求められる．

リスクファクターの章（p.10参照）で述べたように，加齢，喫煙，高血圧，糖尿病，肥満・運動不足，うつ，慢性腎臓病，睡眠時無呼吸症候群がEDのリスクファ

クターであるが，これらはすべて心血管疾患のリスクファクターでもある。すなわち，EDと心血管疾患はリスクファクターを共有している[1]。そこで，ED患者が，潜在性に心血管疾患を合併しており，ED治療を行うことで心血管イベントを誘発することが懸念される[2,3]。糖尿病患者に対するPDE5阻害薬の有効性と安全性を検討するために行われた17研究のメタアナリシス[4]では，頭痛，消化不良，紅潮，鼻炎，鼻閉がプラセボより約2倍多かった程度で，重篤な副作用は報告されていない。当然，硝酸薬との併用は禁忌であるが，心血管疾患のリスクファクターのある患者にも，PDE5阻害薬は安全に使用できると考えられる[5]。

　その際の管理法について検討したのが，プリンストン・コンセンサス・パネルである。主に循環器内科と泌尿器科の専門家がプリンストン大学に集まり2000年と2005年に勧告を発表している[6,7]。2012年には3度目の勧告が発表された[8]。第1回の勧告では，性行為に対する心疾患リスクを層別化し，それに従って評価，管理することが推奨されている。第2回の勧告では，それらに加えて，リスクファクターの評価とライフスタイルの変更に力点を置き，PDE5阻害薬の適切な使用にも言及している。今回の3回目の勧告では，心血管イベントの予測因子としてのEDの役割について言及がなされた上に，リスク分類の変更が行われている。

## 第3回プリンストン・コンセンサス・パネル勧告[8]

### 1．主な変更点

1) New York Heart Association（NYHA）クラスⅡが中等度リスク群から低リスク群に移動
2) NYHAクラスⅢが高リスク群から中等度リスク群に移動
3) 軽度の安定狭心症と心筋梗塞後（6～8週）の患者が低リスク群から中等度リスク群へ移動

### 2．アルゴリズム（図5）の目的

　既知の心血管疾患を有するED患者の性的活動に伴う心血管リスクを評価することである。この場合のリスクとは，性的活動の最中もしくは直後に致死的あるいは明らかな事故が起こる可能性を指す。

#### 1) 性的活動に関する質問

　EDは心血管疾患とリスクファクターを共有するだけでなく，その独立した予測因子と考えられているので，既知の心血管疾患の有無を問わず，すべてのED患者に心血管系の評価が必要である。

#### 2) EDの診断

　EDの診断がなされたら，その重症度をIIEF-5もしくはSHIMで判定すべきである。その理由はEDの重症度と心血管リスクが相関するというデータがあるからである[9]。

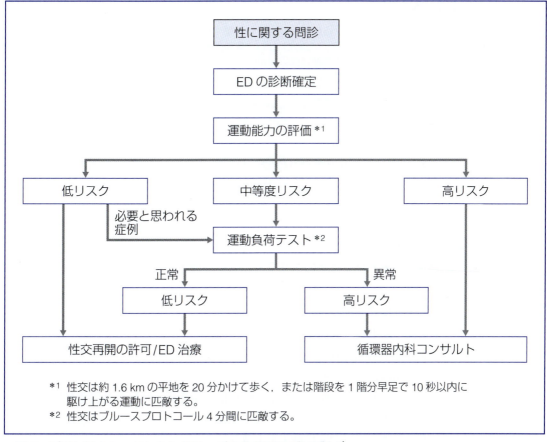

**図5 プリンストン・コンセンサス・パネルのアルゴリズム[8]**

### 3）運動能力とリスクの層別化

　10試験のメタアナリシスにより[10]，日常的に運動している人は，身体活動や性的活動によって惹起される心血管イベントのリスク比が有意に低下することが示されているので，日常的な運動の強度，頻度を聴取しておくことは心血管リスクの把握に役に立つ。心血管リスクの有無にかかわらず，ED治療を開始する前には，必ずどの程度の運動に耐えられるかを把握する必要がある。

#### ① 低リスク群

　性的活動が心血管リスクにつながらない患者群である。軽度の運動であれば，症状を発現することなく，施行できる群である。

・無症状でコントロール良好な高血圧
・軽度の弁膜症
・左心不全（NYHAクラスIおよびII）があり，最近の運動テストで虚血の所見なく 5 METs（**表7**参照）の負荷に耐えられた

表7　運動強度

| METs　安静時における単位時間当たり体重1 kg当たりの酸素摂取量を1 MET（Metabolic Equivalent）とし，身体活動の強さを，安静時の何倍に相当するかで表す運動強度の単位。 ||
| --- | --- |
| 平地を時速3.2 km/hで歩行 | 2 METs |
| 平地を時速4.8 km/hで歩行 | 3 METs |
| 性行為（オルガズム前） | 2〜3 METs |
| 性行為（オルガズム時） | 3〜4 METs |
| 平地を時速16 km/hでサイクリング | 6〜7 METs |
| ストレステスト（Bruce stage 4） | 13 METs |

② 高リスク群

性的活動が重大なリスクになりうるくらい心機能が悪く，不安定である患者群である。
・不安定または難治性の狭心症
・コントロール不良の高血圧
・うっ血性心不全（NYHAクラスIV）
・発生後2週間以内の心筋梗塞
・高リスクな不整脈（運動誘発性心室性頻拍，植え込み型除細動器で頻回に除細動のエピソード，コントロール不良の心房細動）
・重篤な症状を有する閉塞性肥大型心筋症
・中等度から高度の弁膜症

③ 中等度リスク群

性的活動を再開する前に運動負荷試験が欠かせない。長年連れ添ったカップルの性交の運動強度は約3 METsなので，標準的なブルースプロトコール（5〜6 METs）を4分間行い，狭心症症状が発現せず，不整脈が出現せず，収縮期血圧の下降もなければ，性的活動は安全に行えるといえる。運動負荷試験の結果で，高リスク群か低リスク群かに振り分ける。
・軽度または中等度の安定狭心症
・発生後2〜8週間の心筋梗塞で運動負荷心電図を受けていない
・うっ血性心不全（NYHAクラスIII）
・心臓以外の動脈硬化性疾患続発症（脳梗塞など）

すべての患者は，定期的にフォローアップを受けて，リスクの再評価を行うことが求められる。その間隔は，第2回と第3回には記載がないが，第1回には，例として6カ月間隔があげられている。

### 参考文献

1) Kloner RA. Erectile dysfunction and cardiovascular risk factors. In: Kloner RA ed. Heart disease and erectile dysfunction. Totowa, NJ, USA: Humana Press Inc. 2004: 39–49
2) Rosen RC, Wing R, Schneider S, Gendrano N 3rd. Epidemiology of erectile dysfunction: the role of medical comorbidities and lifestyle factors. *Urol Clin North Am* 2005; 32: 403–417
3) Hyde Z, Flicker L, Hankey GJ, Almeida OP, McCaul KA, Chubb SA, Yeap BB. Prevalence and predictors of sexual problems in men aged 75–95 years: a population-based study. *J Sex Med* 2012; 9: 442–453
4) Balhara YP, Sarkar S, Gupta R. Phosphodiesterase-5 inhibitors for erectile dysfunction in patients with diabetes mellitus: a systematic review and meta-analysis of randomized controlled trials. *Indian J Endocrinol Metab* 2015; 19: 451–461
5) Hawksworth DJ, Burnett AL. Pharmacotherapeutic management of erectile dysfunction. *Clin Pharmacol Ther* 2015; 98: 602–610
6) DeBusk R, Drory Y, Goldstein I, Jackson G, Kaul S, Kimmel SE, Kostis JB, Kloner RA, Lakin M, Meston CM, Mittleman M, Muller JE, Padma-Nathan H, Rosen RC, Stein RA, Zusman R. Management of sexual dysfunction in patients with cardiovascular disease: recommendations of The Princeton Consensus Panel. *Am J Cardiol* 2000; 86: 175–181
7) Kostis JB, Jackson G, Rosen R, Barrett-Connor E, Billups K, Burnett AL, Carson C 3rd, Cheitlin M, Debusk R, Fonseca V, Ganz P, Goldstein I, Guay A, Hatzichristou D, Hollander JE, Hutter A, Katz S, Kloner RA, Mittleman M, Montorsi F, Montorsi P, Nehra A, Sadovsky R, Shabsigh R. Sexual dysfunction and cardiac risk（The Second Princeton Consensus Conference）. *Am J Cardiol* 2005; 96: 313–321
8) Nehra A, Jackson G, Minor M, Billups KL, Burnett AL, Buvat J, Carson CC, Cunningham GR, Ganz P, Goldstein I, Guay AT, Hackett G, Kloner RA, Kostis J, Montorsi P, Ramsey M, Rosen R, Sadovsky R, Seftel AD, Shabsigh R, Vlachopoulos C, Wu FC. The Princeton III Consensus Recommendations for the management of erectile dysfunction and cardiovascular disease. *Mayo Clin Proc* 2012; 87: 766–778
9) Hall SA, Shackelton R, Rosen RC, Araujo AB. Sexual activity, erectile dysfunction, and incident cardiovascular events. *Am J Cardiol* 2010; 105: 192–197
10) Dahabreh IJ, Paulus JK. Association of episodic physical and sexual activity with triggering of acute cardiac events: systematic review and meta-analysis. *JAMA* 2011; 305: 1225–1233

## CQ15 非虚血性持続勃起症に対して血管造影による塞栓術をすることは有用か？

**推奨** 非虚血性持続勃起症に対して血管造影による塞栓術をすることは，有効率は高いが，治療後のED発生のリスクを考慮して，弱く推奨する。

AUAガイドラインおよびEAUガイドラインでは非虚血性持続勃起症は海綿体組織が酸素化されているため平滑筋壊死とその後の線維化のリスクが低く治療の第一選択として経過観察が推奨されている[1–3]。これには会陰部冷却や会陰部局所圧迫などの保存的療法なども含まれる。特に治療せず治る場合もある。

経過観察の期間はAUA，EAUともに明確には決められていない。いくつかの症例報告では受傷から発生までの期間は数日から数年にわたるが，そのことは予後に影響を及ぼさず，持続勃起消退後も勃起機能を有しているとされている。その一方，

海綿体内血液が酸素化されているにもかかわらず，海綿体遠位の線維化が起こり，勃起障害や末梢部の硬度不足が出現したという英国からの報告もある．そのため末梢部の硬度不足徴候やMRIで海綿体の線維化が疑われた場合は早期に塞栓術に移行するという専門施設もある[4]．

患者が希望する場合には，選択的動脈塞栓術は適応となるが塞栓物質には自己血餅やゼラチンスポンジなどの一時的塞栓物質とコイルやポリビニルアルコールなどの永久塞栓物質がある（ただし，わが国では金属コイルと一部のゼラチンスポンジ製品のみが血管塞栓物質として承認されている）．

一時的塞栓物質は持続勃起消退率が74％で術後のED率が5％であるのに対し，永久塞栓物質は消退率が78％でED率が39％であり，AUA，EAUともに一時的塞栓物質を推奨している．

### 参考文献

1) Montague DK, Jarow J, Broderick GA, Dmochowski RR, Heaton JP, Lue TF, Nehra A, Sharlip ID; Members of the Erectile Dysfunction Guideline Update Panel; American Urological Association. AUA guideline on the management of priapism. *J Urol* 2003; 170: 1318–1324
2) Salonia A, Eardley I, Giuliano F, Hatzichristou D, Moncada I, Vardi Y, Wespes E, Hatzimouratidis K; European Association of Urology. EAU guidelines on priapism. *Eur Urol* 2014; 65: 480–489
3) Muneer A, Ralph D. Guideline of guidelines: priapism. *BJU Int* 2017; 119: 204–208
4) Zacharakis E, Ralph DJ, Walkden M, Muneer A. Distal corpus cavernosum fibrosis and erectile dysfunction secondary to non-ischaemic priapism. *Arch Ital Urol Androl* 2015; 87: 258–259

## CQ16 ペロニー病に対して，内服療法，局所注射，手術のうち，どれが最も有用か？

**推奨** ペロニー病に対して，有効性，安全性を考慮して，手術療法を弱く推奨する．

ペロニー病の発生および進行には多くの因子が関与するが，病期について大まかに ① acute inflammatory phase および ② fibrotic phase（chronic phase），つまりプラークの形成や陰茎の彎曲が顕著になり症状が固定する時期，に分類される．前者は発生早期であり患者自身が陰茎の彎曲やプラークに気づき痛みを訴えるケースも存在し，一般的に6カ月から1年程度である．大部分の症例で彎曲は悪化し，自然軽快は3～13％程度である[1-3]．疼痛は acute inflammatory phase において35～45％の症例に存在するが[4]，1年以内に90％の症例で改善する[1,3]．

ペロニー病治療に関する大部分の報告は症状の固定した fibrotic phase に関するものであるが，内服療法についての検討においては急性期におけるRCTも散見される．数多くの内服薬（ビタミンE，オメガ3脂肪酸，L-カルニチン，ペントキシフィ

リン，タモキシフェン，コルヒチン，プロカルバジン，4-アミノ安息香酸，PDE5阻害薬など）および局所注射（Ca拮抗薬，インターフェロン，ステロイド，クロストリジウムヒストリチクム由来コラゲナーゼ）の使用経験が報告されているが，明らかに有効性が示されている報告は存在しない．RCTの存在する薬剤（内服および局所注射）について取り上げた．

### 内服薬
#### ビタミンE
抗酸化作用を期待して，頻用されている薬剤である．無治療群とビタミンE群の比較で，変形，痛み，性交可能性のいずれも有意差がなかった[1]．また，ビタミンE群とプラセボ群との6カ月のRCTでも，変形，痛み，プラークの大きさのいずれの項目でも有意差を認めなかった[5]．L-カルニチンの併用による効果が期待されたRCTにおいてもビタミンE単独群およびL-カルニチン併用群においてもプラセボとの有意差は認められなかった[6]．急性期にはコルヒチンとの併用で有意にプラークサイズの増大や彎曲を抑制したと報告され[7]，使用する時期により有効である可能性は存在する．

副作用に関しては，ビタミンEの癌と心血管イベントの予防目的のRCTにおいて，ビタミンE群のプラセボ群に対する心不全の相対リスクが1.13（95% CI 1.01-1.26，$p=0.03$）と心不全を増加させた[8]．また，前立腺癌の予防目的のRCT（最低7年のフォローアップ）において，ビタミンE群のプラセボに対する前立腺癌のハザード比は1.17（99% CI 1.004-1.36，$p=0.008$）で，1,000人年当たり1.6名の前立腺癌を増やすことが報告されている[9]．

#### オメガ3脂肪酸
急性期のプラーク形成の際の各種サイトカインの阻害作用を期待して使用されたが，エイコサペンタエン酸（EPA）とドコサヘキサエン酸（DHA）およびプラセボ群を含んだRCTにおいて急性期の病変に自他覚症状ともに有効性は認められなかった[10]．

#### タモキシフェン
ペロニー病の進行に関与するトランスフォーミング増殖因子（TGF）-βの阻害作用を期待して使用されたが，タモキシフェン20 mgとプラセボとのRCTにおいて自他覚症状ともに有効性は認められなかった[11]．

#### 4-アミノ安息香酸（Potaba）
欧米では広く用いられているサプリメントであり，わが国でも入手可能である．二重盲検RCTにてプラークの縮小と彎曲の改善が期待できると報告されているが[12]，別の二重盲検RCTでは彎曲の改善は期待できないが，急性期の使用においてプラークの増大など病勢の進行を抑制可能であると報告されている[13]．

## 局所注射
### Ca 拮抗薬

カルシウム（Ca）拮抗薬であるベラパミルをプラークに直接注射する方法である。プラーク局所でのサイトカインの作用の抑制，線維芽細胞から細胞外マトリックスの分泌抑制やコラゲナーゼの分泌促進などがその機序として考えられている。

実薬と生理食塩水を 6 カ月間毎週注射した一重盲検試験で，実薬群では変形が 26% の患者で改善し，57% の患者でプラークの減少を認め，勃起機能が 43% の患者で改善した[14]。別の一重盲検試験でも実薬ではプラークのサイズが 57% 縮小したことに対しプラセボでは 28% にとどまり有効であることが示されている[15]。また，急性期（1 年未満）および慢性期（1 年以上）のどちらにおいても有効であることが示されている[16]。RCT にてベラパミル局注の有効性が示されない報告は 1 件存在するが[17]，わが国ではニカルジピンを使用した試験で，患者 74 名に対して実薬と生理食塩水を 2 週間ごとに 6 回注射した一重盲検試験で，実薬群において痛み，勃起機能，プラークのサイズ，変形のいずれも有意に改善した[18]。

重篤な副作用は報告されていない。若くて彎曲の強いケースは改善率が高く[19]，治療開始後 3 カ月経過しても改善の見込みがない症例は無効であると報告されている[20]。

### インターフェロン

インターフェロン α-2b（INFα-2b）が使用され，作用は Ca 拮抗薬と同様な機序が考えられている。

多施設プラセボ対象 RCT によれば[21]，27% の患者で彎曲が改善し，プラセボの 8.9% に対しプラークのサイズが 54.6% の患者で縮小した。別の RCT でもその有効性が示されており，陰茎海綿体動脈の血流の改善を伴うことが報告されている[22]。風邪症状が主な副作用である。

### ステロイド

デキサメタゾンの局所皮内投与が陰茎硬結に対して保険適用となっているが，ステロイドの局所注射はその効果を示唆するデータがほとんどなく，陰茎の組織を萎縮させ，手術療法を困難にするだけである[23]。

### クロストリジウムヒストリチクム由来コラゲナーゼ（Collagenase Clostridium histolyticum: CCH）

ザイヤフレックス® は 2 種類のコラゲナーゼ（AUX I および II）を含有しており，局注療法の中では最もプラークサイズの減少が認められる薬剤であり[24]，phase 2 試験[25] および phase 3 試験[26-28] を経て 2013 年に米国では FDA の承認を受けペロニー病に対し一般的に使用されている。わが国ではデュプイトラン拘縮に対し保険適用がある。

CCH 0.58 mg を 6 週ごとに 4〜8 回局注する。IMPRESS（Investigation for Maximal Peyronie's Reduction Efficacy and Safety Studies）I および II 試験によれば彎曲の改善は

34%（17度）であると報告されている[26]。30〜90度彎曲に対して有効であるといわれている[27, 28]。陰茎海綿体の障害による penile fracture などの重篤な合併症もあり，注射部位や施行回数には注意が必要である。

### 手術療法

病歴が1年以上で，症状の安定期間が6カ月以上の患者で，陰茎の変形が性交の妨げになっており，十分な勃起が保たれている（プロステーシス挿入術が前提の患者の場合はこの条件に当てはまらない）患者が適応となる[29]。術後の変形の矯正程度，陰茎短縮の可能性，勃起機能の低下などを患者と十分に話し合う必要がある[29]。

手術療法と内服療法の有効性を比較した検討は存在せず，局所注射療法との比較については Yafi ら[30]の報告が存在する。腹側への彎曲症例について INFα-2b による局所注射群21名，プリケーション法群14名についての後ろ向き検討にて，INFα-2b 群においては彎曲の是正が9.3度であったのに対し，プリケーション法群では46.4度と明らかに手術群のほうが有効であったことを示している。

### 手術法

プリケーション法や楔状切除は陰茎をストレートにする手術である。変形の程度が軽く，陰茎の長さが保たれている症例に用いられる。侵襲が少なく術後の ED の可能性がほとんどないという利点の反面，陰茎の短縮は避けられず，亀頭部の知覚障害，結紮糸の触知や痛み，変形の再発などの欠点がある[30]。

グラフト法は，変形の強い場合や砂時計様変形などの場合に考慮される。プラークを切除し，その白膜欠損部にグラフト片（静脈，真皮，精巣鞘膜など）を移植する手術である。術後の ED の発生率が高いので，プロステーシス挿入術の可能性を考慮しておかなければならない[29]。

どの手術法が有用かについてのエビデンスはなく，各術式の利点欠点を考慮して手術に臨むべきである。

#### 参考文献

1) Gelbard MK, Dorey F, James K. The natural history of Peyronie's disease. *J Urol* 1990; 144: 1376–1379
2) Kadioglu A, Tefekli A, Erol B, Oktar T, Tunc M, Tellaloglu S. A retrospective review of 307 men with Peyronie's disease. *J Urol* 2002; 168: 1075–1079
3) Mulhall JP, Schiff J, Guhring P. An analysis of the natural history of Peyronie's disease. *J Urol* 2006; 175: 2115–2118
4) Pryor JP, Ralph DJ. Clinical presentations of Peyronie's disease. *Int J Impot Res* 2002; 14: 414–417
5) Pryor JP, Farrell CR. Controlled clinical trial of Vitamin E in Peyronie's disease. *Prog Reprod Biol Med* 1983; 9: 41–45
6) Safarinejad MR, Hosseini SY, Kolahi AA. Comparison of vitamin E and propionyl-L-carnitine, separately or in combination, in patients with early chronic Peyronie's disease: a double-blind, placebo controlled, randomized study. *J Urol* 2007; 178: 1398–1403
7) Prieto Castro RM, Leva Vallejo ME, Regueiro Lopez JC, Anglada Curado FJ, Alvarez Kindelan J, Requena Tapia MJ. Combined treatment with vitamin E and colchicine in the early stages of Peyronie's

disease. *BJU Int* 2003; 91: 522–524

8) Lonn E, Bosch J, Yusuf S, Sheridan P, Pogue J, Arnold JM, Ross C, Arnold A, Sleight P, Probstfield J, Dagenais GR; The HOPE and HOPE-TOO Trial Investigators. Effect of long-term vitamin E supplementation on cardiovascular events and cancer. *JAMA* 2005; 293: 1338–1347

9) Lippman SM, Klein EA, Goodman PJ, Lucia MS, Thompson IM, Ford LG, Parnes HL, Minasian LM, Gaziano JM, Hartline JA, Parsons JK, Bearden JD 3rd, Crawford ED, Goodman GE, Claudio J, Winquist E, Cook ED, Karp DD, Walther P, Lieber MM, Kristal AR, Darke AK, Arnold KB, Ganz PA, Santella RM, Albanes D, Taylor PR, Probstfield JL, Jagpal TJ, Crowley JJ, Meyskens FL Jr, Baker LH, Coltman CA Jr. Effect of selenium and vitamin E on risk of prostate cancer and other cancers: the Selenium and Vitamin E Cancer Prevention Trial (SELECT). *JAMA* 2009; 301: 39–51

10) Safarinejad MR. Efficacy and safety of omega-3 for treatment of early-stage Peyronie's disease: a prospective, randomized, double-blind placebo-controlled study. *J Sex Med* 2009; 6: 1743–1754

11) Teloken C, Rhoden EL, Grazziotin TM, Ros CT, Sogari PR, Souto CA. Tamoxifen versus placebo in the treatment of Peyronie's disease. *J Urol* 1999; 162: 2003–2005

12) Shah P, Green N, Adib R, Hamilton Stewart P, Smith P, Coxon J, Robinson M, Richards B. A multicentre double-blind controlled clinical trial of potassium para-aminobenzoate (Potaba) in Peyronie's disease. *Prog Reprod Biol Med* 1983; 9: 61–67

13) Weidner W, Hauck EW, Schnitker J; Peyronie's Disease Study Group of Andrological Group of German Urologists. Potassium paraaminobenzoate (POTABA) in the treatment of Peyronie's disease: a prospective, placebo-controlled, randomized study. *Eur Urol* 2005; 47: 530–536

14) Russell S, Steers W, McVary KT. Systematic evidence-based analysis of plaque injection therapy for Peyronie's disease. *Eur Urol* 2007; 51: 640–647

15) Rehman J, Benet A, Melman A. Use of intralesional verapamil to dissolve Peyronie's disease plaque: a long-term single-blind study. *Urology* 1998; 51: 620–626

16) Levine LA, Goldman KE, Greenfield JM. Experience with intraplaque injection of verapamil for Peyronie's disease. *J Urol* 2002; 168: 621–626

17) Shirazi M, Haghpanah AR, Badiee M, Afrasiabi MA, Haghpanah S. Effect of intralesional verapamil for treatment of Peyronie's disease: a randomized single-blind, placebo-controlled study. *Int Urol Nephrol* 2009; 41: 467–471

18) Soh J, Kawauchi A, Kanemitsu N, Naya Y, Ochiai A, Naitoh Y, Fujiwara T, Kamoi K, Miki T. Nicardipine vs. saline injection as treatment for Peyronie's disease: a prospective, randomized, single-blind trial. *J Sex Med* 2010; 7: 3743–3749

19) Moskovic DJ, Alex B, Choi JM, Nelson CJ, Mulhall JP. Defining predictors of response to intralesional verapamil injection therapy for Peyronie's disease. *BJU Int* 2011; 108: 1485–1489

20) Rehman J, Benet A, Melman A. Use of intralesional verapamil to dissolve Peyronie's disease plaque: a long-term single-blind study. *Urology* 1998; 51: 620–626

21) Hellstrom WJ, Kendirci M, Matern R, Cockerham Y, Myers L, Sikka SC, Venable D, Honig S, McCullough A, Hakim LS, Nehra A, Templeton LE, Pryor JL. Single-blind, multicenter, placebo controlled, parallel study to assess the safety and efficacy of intralesional interferon alpha-2B for minimally invasive treatment for Peyronie's disease. *J Urol* 2006; 176: 394–398

22) Kendirci M, Usta MF, Matern RV, Nowfar S, Sikka SC, Hellstrom WJ. The impact of intralesional interferon alpha-2b injection therapy on penile hemodynamics in men with Peyronie's disease. *J Sex Med* 2005; 2: 709–715

23) Pryor J, Akkus E, Alter G, Jordan G, Lebret T, Levine L, Mulhall J, Perovic S, Ralph D, Stackl W. Peyronie's diease. *J Sex Med* 2004; 1: 110–115

24) Jordan GH. The use of intralesional clostridial collagenase injection therapy for Peyronie's disease: a prospective, single-center, non-placebo-controlled study. *J Sex Med* 2008; 5: 180–187

25) Gelbard M, Lipshultz LI, Tursi J, Smith T, Kaufman G, Levine LA. Phase 2b study of the clinical efficacy and safety of collagenase Clostridium histolyticum in patients with Peyronie disease. *J Urol* 2012; 187: 2268–2274

26) Gelbard M, Goldstein I, Hellstrom WJ, McMahon CG, Smith T, Tursi J, Jones N, Kaufman GJ, Carson CC 3rd. Clinical efficicy, safety and tolerability of collagenase clostridium histolyticum for the treatment

of peyronie disease in 2 large double-blind, randomized, placebo controlled phase 3 studies. *J Urol* 2013; 190: 199–207
27) Lipshultz LI, Goldstein I, Seftel AD, Kaufman GJ, Smith TM, Tursi JP, Burnett AL. Clinical efficacy of collagenase Clostridium histolyticum in the treatment of Peyronie's disease by subgroup: results from two large, double-blind, randomized, placebo-controlled, phase III studies. *BJU Int* 2015; 116: 650–656
28) Levine LA, Cuzin B, Mark S, Gelbard MK, Jones NA, Liu G, Kaufman GJ, Tursi JP, Ralph DJ. Clinical safety and effectiveness of collagenase clostridium histolyticum injection in patients with Peyronie's disease: a phase 3 open-label study. *J Sex Med* 2015; 12: 248–258
29) Bella AJ, Perelman MA, Brant WO, Lue TF. Peyronie's disease (CME). *J Sex Med* 2007; 4: 1527–1538
30) Yafi FA, Hatzichristodoulou G, Knoedler CJ, Trost LW, Sikka SC, Hellstrom WJ. Comparative analysis of tunical plication vs. intralesional injection therapy for ventral Peyronie's disease. *J Sex Med* 2015; 12: 2492–2498

## CQ17 外傷後の動脈性 ED に対する血行再建術は有効か？

**Answer** 有効である。ただし，血管のリスクファクターのない患者選択を慎重に行い，技術の確かな術者が施行することを条件とする。

　EAU のガイドラインでは，治癒させることができる ED の一つにあげられ，有効率も 60～70％ としている[1]。2009 年のメタアナリシス[2] では 46 の研究を統合した結果，平均 50 カ月のフォローアップ期間で血行再建術の有効率は約 50％ であり，時間経過とともに有効率は低下し，患者が若いほど有効率が高いとしている。21～49 歳の日本人患者 51 名を 5 年間フォローアップした Kawanishi らの報告[3] では，成功率は 65.5％ であった。

　血行再建術の合併症は約 30％ に発生し，その内訳は，再手術が必要となる重篤な合併症であるグランスの充血が 4～21％，以下，創感染（2.8％），尿路感染症（2.6％），鼠径ヘルニア（2.8％），敗血症（3.5％），血腫（7.8～25％），陰茎の短縮（28％），ペニスの感覚低下（24.7％）があげられている[4]。患者の選択にあたっては，55 歳以下，血管のリスクファクター（糖尿病，高血圧，喫煙，脂質異常症）のないこと，外傷の既往が明らかなこと，カラードプラなどで静脈閉鎖系に異常がないことを確認しておくこと，などがあげられている[4]。

### 参考文献

1) Hatzimouratidis H, Giuliano F, Moncada I, Muneer A, Salonia A, Verze P. EAU Guidelines on Erectile Dysfunction, Premature Ejaculation, Penile Curvature and Priapism. European Association of Urology (EAU). http://uroweb.org/wp-content/uploads/EAU-Guidelines-Male-Sexual-Dysfunction-2016-3.pdf
2) Babaei AR, Safarinejad MR, Kolahi AA. Penile revascularization for erectile dysfunction: a systematic review and meta-analysis of effectiveness and complications. *Urol J* 2009; 6: 1–7

3) Kawanishi Y, Kimura K, Nakanishi R, Kojima K, Numata A. Penile revascularization surgery for arteriogenic erectile dysfunction: the long-term efficacy rate calculated by survival analysis. *BJU Int* 2004; 94: 361–368
4) Trost LW, Munarriz R, Wang R, Morey A, Levine L. External mechanical devices and vascular surgery for erectile dysfunction. *J Sex Med* 2016; 13: 1579–1617

## CQ18 薬物療法に抵抗する虚血性持続勃起症の場合，次の治療法を選択するタイミングはいつで，どの方法が最適か？

**推奨** 薬物療法に抵抗する虚血性持続勃起症の場合，フェニレフリンの総投与量が 1 mg またはフェニレフリン投与開始 1 時間経過のどちらかの段階で，遠位シャント術に移行することを強く推奨する。なお，手術法は，術者が慣れている方法（もしくは施行しやすいと思う方法）を選択すればよい。

### 1. 持続勃起症の定義

「性的刺激・性的興奮と無関係である勃起が 4 時間[注]を超えて持続している状態」と定義される。

注) AUA[1]，EAU[2]の両ガイドラインが 4 時間をその定義としているので，それを踏襲している。

### 2. 分類

①虚血性（ischemic），②非虚血性（non-ischemic），③断続性（stuttering）に分類される[1]。

虚血性持続勃起症の場合，4 時間を超える場合は何らかの処置が必要とされている[3]。非虚血性持続勃起症と虚血性持続勃起症では治療の緊急度も異なることから，両者を鑑別することが大切である。その鑑別点を**表8**に示した。

断続性持続勃起症は，鎌状赤血球症の患者でみられる疼痛を伴う不随意の繰り返される持続勃起である。その治療法は虚血性持続勃起症に準ずる。わが国では鎌状赤血球症の発生は極めて少ない。

### 3. 疫学

発生率は，海綿体注射と PDE5 阻害薬が一般化した後の報告でみると，全米の救急外来の統計から，受診 10 万名当たり 5～8 名とされている[4,5]。しかし，米国では，上記したような鎌状赤血球症の患者の断続性持続勃起症が多いこと，海綿体注射に持続勃起症を起こしやすいパパベリンを使用すること，麻薬など薬物中毒が多いこ

**表8　持続勃起症の鑑別**

|  | 虚血性持続勃起症 | 非虚血性持続勃起症 |
|---|---|---|
| 勃起状態 | 完全勃起 | 不完全勃起 |
| 疼痛 | あり | なし |
| 虚血状態 | あり | なし |
| 緊急処置 | 必要 | 必ずしも必要ではない |
| 先行する会陰部打撲 | なし | あることが多い |
| 海綿体内血液ガス分析 | 静脈血 | 動脈血 |
| 血液学的異常 | あることが多い | ないことが多い |
| カラードプラエコー | 乱流なし | 乱流あり |
| 海綿体（自己）注射 | 時々あり | 時々あり |

（文献[1]を一部改変）

となどを考慮すると，日本での発生率はこの半分以下であろうと推定される。

### 4. 虚血性持続勃起症の治療

**1）病態**

　陰茎海綿体からの血液の流出が障害されるため，組織が低酸素/アシドーシスに陥った状態である。コンパートメント症候群に近い状態といえる。時間経過とともに組織障害が進行するのですみやかな処置が必要である。経過が数日にわたる場合，勃起機能が失われる可能性が高くなる[6]。

**2）原因**

　わが国では向精神薬，α遮断薬，過量のPDE5阻害薬の内服，パパベリンやプロスタグランジン$E_1$の海綿体注射，白血病・悪性リンパ腫・種々の癌の海綿体転移，特発性などが報告されている[7]。薬剤性のものは海綿体洞の拡張の遷延，悪性腫瘍によるものは血液の粘稠度の上昇や流出静脈への直接浸潤によると思われる[7]。

**3）診断**

　問診では，勃起の持続時間，持続勃起以前の勃起機能，痛みの程度，持続勃起の既往の有無，使用薬物（違法薬物も含め），外傷の有無，血液疾患の有無，などを聴取する。身体所見では，陰茎は完全勃起の状態であり，時間経過とともに増強する疼痛を伴う。

　陰茎海綿体内血液ガス分析では，酸素分圧の低下（30 mmHg未満），二酸化炭素分圧の上昇（60 mmHg以上），pHの低下（7.25未満）を示す。病因としての血液学的異常の確認や，観血的な治療が必要になったときのために血液検査を行っておく。カラードプラエコーでは陰茎海綿体内の圧が亢進しているために，海綿体動脈の拍動は消失しており，海綿体の血流が認められない。また，非虚血性持続勃起症にみられるような血流の乱流も認められない[7]。

**4) 治療**

虚血性持続勃起症の診断がついたら，すみやかな処置が必要である．まず侵襲の少ない方法から開始する．

① 処置前の麻酔は陰茎の根部の浸潤麻酔で行う．血圧と心電図モニターを装着する．

② 19Gもしくは21Gの翼状針を左右どちらかの海綿体に穿刺し，瀉血して減圧する[1,6]．これで改善しなければ冷たい生理食塩水を注入して，灌流，洗浄を行う[8]．

③ それでも消退しなければ，血管収縮薬の海綿体投与を行う．AUAガイドラインで推奨されているフェニレフリンがβ受容体刺激作用をもたないので，安全と考えられているが[1]，脈拍や血圧をモニタリングしながら少量ずつ投与しなければならない．

　コントロール不良の高血圧や重篤な心血管疾患を有する患者やフェニレフリンの効果を増強するモノアミン酸化酵素（MAO）阻害薬や三環系抗うつ薬服用中の患者には危険な治療なので，本法をスキップし次の段階へすぐに移行する．投与量は，200 μg/mLの濃度のフェニレフリン溶液（フェニレフリン1 mgを生理食塩水に溶解し全体を5 mLとする）[注]を作成し，その1 mLを5〜10分ごとに投与する．薬剤が海綿体全体に行き渡るように，海綿体全体をよくマッサージする．フェニレフリン1 mgを投与し終わるか，投与開始後1時間を経過した段階で次の段階へ移行する[2]．

　なお，持続勃起が6時間を超えるとアシドーシスが著明となりこれらの血管収縮薬が作用しにくい状態となる[6]ことを考慮し，次の段階への移行が遅れないようにする．

---

注）商品名はネオシネジンであり5 mgと1 mgのバイアルがあるので，間違わないように．1 mgを生理食塩水で5倍に希釈する．

④ シャント術

シャント術の目的は，海綿体平滑筋の酸素化である．

(1) 経皮的遠位シャント（図6）

亀頭から陰茎海綿体に生検針を刺入するWinter法[9]，#11ブレードメスを刺入するEbbehøj法[10]，#10ブレードメスを刺入後90度回転させて引き，T字状に切開するTシャント法[11]などがある．Tシャント法は比較的新しい方法で，開窓部が大きくなるのでより効率的にドレナージできる特徴がある．いずれの方法でも，海綿体をミルキングし，凝血塊を除去し，流出する血液が鮮紅色になるまで絞り出す．

(2) 開放的遠位シャント（図7）

よりドレナージを確実にするために開放術で行う方法である．Al-Ghorab法は，亀頭部を2 cmほど切開し，両方の陰茎海綿体の白膜を直径5 mmほど切開し，陰

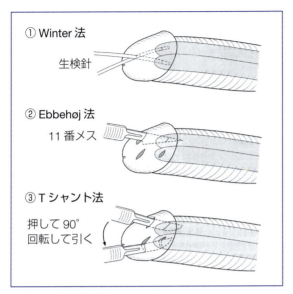

図6　経皮的遠位シャント

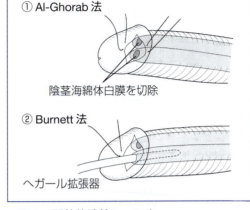

図7　開放的遠位シャント

茎海綿体を付けて円錐状に切り出し，ドレナージさせる方法で[12,13]，その変法であるBurnett法[14]は，亀頭部を切開するところまでは同じであるが，白膜は切開にとどめ，開いた白膜部分からヘガール拡張器を海綿体に数cm挿入し，その後凝血塊を排出させる。術後は亀頭部を縫合する必要がある。

(3) 近位シャント

Quackles法（陰茎海綿体−尿道海綿体シャント）[15]，Grayhack法（陰茎海綿体−大伏在静脈シャント）[16]があるが，近位シャントは術後の勃起障害や血栓による肺塞栓の危険性があるため治療の選択は慎重に行わなければならない。

勃起が完全に消退しなくても，虚血状態が改善されていれば経過観察とし，さらなる治療を加える必要はない。

### 参考文献

1) Montague DK, Jarow J, Broderick GA, Dmochowski RR, Heaton JPW, Lue TF, Nehra A, Sharlip ID; Members of the Erectile Dysfunction Guideline Update Panel; American Urological Association. AUA guideline on the management of priapism. *J Urol* 2003; 170: 1318−1324
2) Salonia A, Eardley I, Giuliano F, Hatzichristou D, Moncada I, Vardi Y, Wespes E, Hatzimouratidis K; European Association of Urology. EAU guidelines on priapism. *Eur Urol* 2014; 65: 480−489
3) Kirkham APS, Illing RO, Minhas S, Allen C. MR imaging of nonmalignant penile lesions. *Radiographics* 2008; 28: 837−853
4) Roghmann F, Becker A, Sammon JD, Ouerghi M, Sun M, Sukumar S, Djahangirian O, Zorn KC, Ghani KR, Gandaglia G, Menon M, Karakiewicz P, Noldust J, Trinh QD. Incidence of priapism in emergency departments in the United States. *J Urol* 2013; 190: 1275−1280
5) Stein DM, Flum AS, Cashy J, Zhao LC, McVary KT. Nationwide emergency department visits for

priapism in the United States. *J Sex Med* 2013; 10: 2418–2422
6) Broderick GA, Kadioglu A, Bivalacqua TJ, Ghanem H, Nehra A, Shamloul R. Priapism: pathogenesis, epidemiology, and management. *J Sex Med* 2010; 7: 476–500
7) 内田洋介. 持続勃起症. 臨泌 2014; 68: 127–133
8) Ateyah A, Rahman El-Nashar A, Zohdy W, Arafa M, Saad El-Den H. Intracavernosal irrigation by cold saline as a simple method of treating iatrogenic prolonged erection. *J Sex Med* 2005; 2: 248–253
9) Winter CC. Cure of idiopathic priapism: new procedure for creating fistula between glans penis and corpora cavernosal. *Urology* 1976; 8: 389–391
10) Ebbehøj J. A new operation for priapism. *Scand J Plast Reconstr Surg* 1974; 8: 241–242
11) Brant WO, Garcia MM, Bella AJ, Chi T, Lue TF. T-shaped shunt and intracavernous tunneling for prolonged ischemic priapism. *J Urol* 2009; 181: 1699–1705
12) Hanafy HM, Saad SM, El-Rifaie M, Al-Ghorab MM. Early arabian medicine: contribution to urology. *Urology* 1976; 8: 63–67
13) Ercole CJ, Pontes JE, Pierce JM Jr. Changing surgical concepts in the treatment of priapism. *J Urol* 1981; 125: 210–211
14) Burnett A, Pierorazio PM. Corporal "snake" maneuver: corporoglanular shunt surgical modification for ischemic priapism. *J Sex Med* 2009; 6: 1171–1176
15) Quackles R. Treatment of a case of priapism by cavernospongious anastomosis. *Acta Urol Belg* 1964; 32: 5–13
16) Grayhack JT, McCullough W, O'Conor VJ Jr, Trippel O. Venous bypass to control priapism. *Invest Urol* 1964; 1: 509–513

# 索引

## あ

アルゴリズム 1, 28, 44, 84, 85

一酸化窒素 4, 12, 45, 56, 79
陰圧式勃起補助具 4, 44, 74, 79, 80
陰茎海綿体注射 31, 32, 74
陰茎プロステーシス 16
陰茎リハビリテーション 74, 75
インターフェロン 89, 90

うつ病 33, 43, 78
運動不足 10, 12, 13, 30, 83

オメガ3脂肪酸 88, 89

## か

開放的遠位シャント 96, 97
下部尿路症状 4, 10, 11, 16, 17, 48, 62
可溶性グアニル酸シクラーゼ刺激薬 50
カラードプラ（検査，エコー） 6, 32, 33, 93, 95
加齢 10, 11, 48, 83

偽造PDE5阻害薬 52, 79
喫煙 10, 15, 16, 30, 60, 65, 83, 93
虚血性持続勃起症 94, 95, 96

楔状切除 91
グラフト法 91
クロストリジウムヒストリチクム由来
　コラゲナーゼ 89, 90

経皮的遠位シャント 96, 97

5α還元酵素阻害薬 20, 62, 66, 67
降圧薬 14, 19, 51, 66
抗うつ薬 17, 20, 21, 66, 67, 96

高血圧 10, 12, 13, 14, 19, 48, 50, 60, 65, 66, 68, 81, 83, 85, 86, 93, 96
国際前立腺症状スコア 4, 17, 42
根治的前立腺摘除術 18, 74

## さ

シアリス 46, 47, 51
持続勃起症 50, 80, 81, 87, 94, 95, 96
自転車 17, 30
硝酸薬 45, 50, 51, 79, 84
シルデナフィル 38, 45, 46, 47, 49, 50, 51, 52, 58, 77, 78, 80, 81
腎移植 67, 68
心因性 6, 29, 31, 57, 58
神経疾患 10, 17
心血管疾患 10, 13, 19, 29, 65, 66, 83, 84, 96
心的外傷後ストレス障害 19

睡眠時無呼吸症候群 4, 10, 21, 63, 64, 83
ステロイド 89, 90

前立腺癌 16, 18, 20, 49, 60, 66, 67, 69, 72, 74, 89
前立腺肥大症 4, 20, 48, 62, 67

総テストステロン 16, 28, 30, 56, 57

## た

多系統萎縮症 17
タダラフィル 45, 46, 47, 48, 50, 51, 52, 56, 60, 62, 78
多発性硬化症 17, 29, 62
タモキシフェン 89

恥骨後式前立腺全摘除術 70
直腸癌 18, 80

低強度体外衝撃波療法 ································ 81
テストステロン ············ 16, 21, 30, 56, 57, 68, 80
テストステロン低下 ······················· 10, 16, 56
テストステロン補充療法 ······················ 4, 16, 56
デュタステリド ····································· 20
てんかん ·········································· 17

糖尿病 ············ 10, 11, 12, 13, 15, 17, 29, 48, 50, 56,
　　　　　　　　 60, 65, 68, 78, 80, 81, 83, 84, 93
突発性難聴 ···································· 48, 49

## な

内皮 ································· 16, 21, 68, 81
ニカルジピン ······································· 90
ネオシネジン ······································· 96
脳卒中 ········································ 17, 29

## は

バイアグラ ························ 45, 46, 47, 50, 51
パーキンソン病 ·································· 17, 29
バクロフェン ······································· 20
発生率 ············ 8, 9, 16, 18, 19, 20, 45, 48, 62, 66, 91,
　　　　　　　　 94, 95
パパベリン ································· 81, 94, 95
バルデナフィル ······················ 45, 46, 47, 51, 80
非虚血性持続勃起症 ························· 87, 94, 95
非ステロイド性抗炎症薬 ···························· 20
ビタミンE ···································· 88, 89
肥満 ··························· 10, 12, 13, 60, 63, 83
フィナステリド ···································· 20
フェニレフリン ································ 94, 96
腹腔鏡下前立腺全摘除術 ···························· 70
プリケーション法 ·································· 91
プリンストン・コンセンサス・パネル ·········· 84, 85
プロスタグランジン $E_1$ ············ 4, 31, 74, 79, 95

ベラパミル ········································· 90
ペロニー病 ·································· 12, 88, 89, 90
膀胱癌 ············································ 18
放射線療法 ····························· 29, 72, 74, 75

## ま

慢性腎臓病 ························· 4, 10, 16, 67, 83
メラノーマ ···································· 49, 50

## や

夜間勃起現象 ······························ 4, 21, 31
有病率 ································ 8, 9, 11, 50, 63
遊離テストステロン ················· 16, 28, 30, 56
4-アミノ安息香酸 ·································· 89

## ら

リオシグアト ······································· 50
リジスキャンプラス ······························· 31
レスポンススコア ·································· 32
レビトラ ································· 46, 47, 51
ロボット支援腹腔鏡下前立腺全摘除術 ············· 70

## 欧文

| | |
|---|---|
| α遮断薬 | 19, 20, 51, 66, 95 |
| $α_1$遮断薬 | 62 |
| Al-Ghorab法 | 96, 97 |
| AUA | 87, 88, 94, 96 |
| BPH | 4 |
| BPH/LUTS | 62 |
| Burnett法 | 97 |
| Ca拮抗薬 | 19, 89, 90 |
| CCH | 90 |
| CDU | 32 |
| CKD | 4, 67, 68 |
| CPAP | 4, 21, 63, 64 |
| Delphi法 | 2 |
| DSM-IV-TR | 5 |
| DSM-V | 5, 33, 43 |
| EAU | 1, 6, 28, 62, 80, 81, 87, 88, 93, 94 |
| Ebbehøj法 | 96, 97 |
| EHS | 29, 41 |
| Grayhack法 | 97 |
| HoLEP | 62 |
| ICD-10 | 5 |
| ICI | 4, 31 |
| ICSM | 5, 10, 58, 77, 80, 81 |
| IIEF-5 | 4, 8, 12, 13, 16, 17, 19, 21, 29, 36, 38, 41, 47, 60, 62, 63, 64, 68, 84 |
| IIEF-6 | 29, 40, 41 |
| IIEF-EF Domain（ドメイン） | 29, 40, 41, 46, 56 |
| incidence | 8 |
| IPSS | 4, 17, 29, 42 |
| LI-ESWT | 81, 82 |
| LRP | 70 |
| LUTS | 4, 17, 62 |
| METs | 4, 12, 13, 85, 86 |
| MMAS | 4, 10, 12, 13, 15, 16, 18, 19 |
| NAION | 48 |
| NO | 4, 12, 16, 17, 45, 49, 50, 74, 79 |
| NPT | 4, 31, 63 |
| NSAIDs | 20 |
| NYHA | 84, 85, 86 |
| PDE5阻害薬 | 13, 21, 30, 33, 44, 45, 46, 47, 48, 49, 50, 51, 52, 56, 57, 58, 59, 62, 63, 64, 66, 67, 72, 74, 77, 78, 79, 80, 81, 82, 83, 84, 89, 94, 95 |
| $PGE_1$ | 4, 31, 32, 33, 80, 81 |
| Potaba | 89 |
| prevalence | 8 |
| PSA | 49, 74 |
| PSSD | 20 |
| PTSD | 19 |
| Quackles法 | 97 |
| RARP | 70 |
| RRP | 70 |
| SAS | 4, 21 |
| SHIM | 4, 11, 12, 28, 29, 38, 39, 41, 84 |
| SNRI | 20 |
| SRI | 20 |
| Tシャント法 | 96, 97 |
| TURP | 4 |
| VCD式カンキ | 80 |
| VED | 4, 80, 81 |
| Winter法 | 96, 97 |

## ED診療ガイドライン［第3版］

2018年1月15日　　　第3版　第1刷　発行

編集　日本性機能学会／日本泌尿器科学会

発行　リッチヒルメディカル株式会社
　　　代表取締役　村田嘉久
　　　101-0051 東京都千代田区神田神保町 2-14 朝日神保町プラザ 4F
　　　電話 03-3230-3511

印刷　小倉美術印刷株式会社

©日本性機能学会, 2018 Printed in Japan
本書の内容を無断で複写・転載することを禁じます。
落丁・乱丁の場合は，お取替えいたします。
ISBN978-4-903849-38-6